メンタルヘルスのヒントが見える!

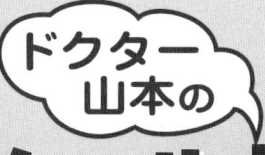

メール相談事例集

独立行政法人 労働者健康福祉機構 監修
山本 晴義 著

はじめに（刊行に当たって）

　近年、昨今の経済情勢の悪化等の影響により、職場環境もおおむね悪化しています。働きがいをなくし、心の病にかかる人も増えています。このような状況は、個人だけでなく、組織にとっても不幸なことです。

　厚生労働省からは、「労働者の心の健康の保持増進のための指針」が示されており、メンタルヘルス対策は、事業場として取り組まなければならない重要な課題となっております。

　このような情勢を踏まえ、本書は、どの勤労者でも持っていておかしくない様々な悩みを、山本先生が対応されてきた年間8,000件にも上る多数のメール相談の中から、7ジャンル、28パターンに整理し、自殺、職場におけるストレス、うつ病、職場復帰に関するもの、また、それらに加え震災関連ストレスの相談事例を選んでまとめたものであります。勤労者の方々の心の悩みの実態が生の声で示されており、我が国における勤労者の方々の心の悩みの実態を理解されるには、最適の書となっております。一人ひとりの悩みは、その背景などから区々ではありますが、悩みを告白された、相談を受けた際にすぐにでも役立つ内容となっております。

　本書が多くのメンタルヘルス対策に従事しておられる方々のお役に立てば幸甚であります。

独立行政法人労働者健康福祉機構
総括研究ディレクター
関原　久彦

CONTENTS

はじめに

1章　メール相談事業とは　　7

2章　事　例　　19

1．自殺に関する事例　　20
1）死にますという事例　　20
2）付き合っている彼から自殺願望を打ち明けられた事例　　24
3）自殺未遂をした社員対応についての保健師からの事例　　28
4）自殺した社員への対応に後悔する人事担当者からの相談事例　　32
○自殺に関する事例総説　　37

2．ストレスマネジメントを勧めた事例　　38
1）すべてに対して気力が出ない男性会社員の事例　　38
2）転勤後の上司との人間関係に悩み、疲労が見られる事例　　42
3）仕事が充実しているはずなのに、職場に行くのがつらくなった公務員の事例　　46
4）仕事の適性問題から具合が悪くなった銀行員の事例　　49
○ストレスマネジメントを勧めた事例総説　　52

3．うつ病に関する事例　　53
1）うつ病かもしれないと悩む会社員の事例　　53
2）仕事の不適応から眠れなくなっている会社員の事例　　57
3）長時間労働でうつ状態に陥っている婚約者との関係に悩む女性からの事例　　61
4）部下が受診を拒否することに悩む管理職の事例　　65
5）再発と復職を繰り返している相談者の事例　　68
○うつ病に関する事例総説　　70

4．職場復帰（復職）に関する事例　　71
1）休職する部下への接し方に悩む管理職の事例　　71
2）休職したいという男性からの相談事例　　75
3）復職に対する不安が募る男性からの相談事例　　79

4）休職と復職を繰り返す社員への対応 …………………………… 82
　　○職場復帰（復職）に関する事例総説 ……………………… 86

5．海外からの相談に関する事例 ─────────────── 87
　　1）不眠に悩む海外駐在員からの相談事例 …………………… 87
　　2）単身赴任でうつ病が疑われる事例 ………………………… 91
　　3）妻が不適応状態に陥った海外駐在員の事例 ……………… 94
　　○海外からの相談に関する事例総説 ………………………… 97

6．震災・被災・避難関連の事例 ─────────────── 98
　　1）原発事故の被災者からの相談事例 ………………………… 98
　　2）被災地の看護師からきた手紙より始まったメール相談 … 104
　　3）被災者の支援にあたる担当者からのメール相談 ………… 108
　　4）被災地の地方公務員からの部下への対応についての相談 … 110
　　○震災・被災・避難関連の事例総説 ………………………… 114

7．その他の事例 ──────────────────────── 115
　　1）アルコール依存症が疑われる事例 ………………………… 115
　　2）セカンドオピニオンに関する事例 ………………………… 117
　　3）パワーハラスメントを受けて調子が悪くなっている事例 … 119
　　4）仕事探しに苦労する無職の男性の事例 …………………… 122

3章　相談先一覧など　　125

- 勤労者メール相談
- 勤労者こころの電話相談
- 労災病院（勤労者メンタルヘルスセンター）
- 産業保健推進センター
- メンタルヘルス対策支援センター
- 精神保健福祉センター
- こころの耳

1章 メール相談事業とは

メール相談事業とは

はじめに

　横浜労災病院勤労者メンタルヘルスセンターでは、平成12年5月より「勤労者メール相談」（mental-tel@yokohamah.rofuku.go.jp）を開始し、11年が経ちます。相談は、心療内科医であるセンター長の私が自ら対応し、原則、受信から24時間以内に返信しています。国内の相談者にとどまらず、海外出張者や駐在員など全世界から常時アクセスが可能で、こうしたサポートを無料で提供しています。現在、相談メール件数は年間約8,000件近くになりますが、開始当初の相談数は100件程度でした。そもそも、日本におけるメール相談の歴史は浅く、1990年半ばに入りインターネットの普及とともに始まりました。したがって、まだその新しい構造における心理的援助方法は模索の段階にあり、その危険性についても十分に検討されなければならない中でのスタートでした。メール相談は、いつでもどこからでもアクセス可能であることや相談の敷居が低いなどの多くの利点もありますが、表情や仕草などの非言語的なメッセージが伝わらないという問題をはじめとして、手法については困難な点も指摘されており、現在に至るまで試行錯誤が繰り返されてきています。このように困難な点はありますが、多くの方が一人で悩まずに気軽に相談してほしいという思いから、私も、相談者にとってベストな方法を日々模索し続けて、現在に至っています。

メール相談開始の経緯

　平成3年に37番目の労災病院として新横浜に設立された横浜労災病院は、開院以来、労災病院の使命である「勤労者医療」を念頭においた診療を行ってきました。しかし、臨床医療だけでは6千万人といわれる日本の労働者は救えないという思いを強く抱き、当初から、通常の臨床医療に加えて健康教育など予防医学活動を積極的に行ってきました。
　そのような中、平成8年の「労災病院のあり方に関する調査研究会」の報告書には「勤労者医療は、疾病と作業、職場環境などとの因果関係を把握し、早期治療、リハビリテーションを行い、社会復帰を促進することはもとより、疾病と職場環境などに関するデータの蓄積の上に広く疾病の予防、早期発見、さらには健康の保持・増進に至るまでを総合的に推進することである」と定義され、それをもとに拠点病院に専門センターを設置する話が持ち上がりました。横浜労災病院にも「勤労者メンタルヘルスセンター」が設置され、私が心療内科部長兼任でセンター長に任命されました。
　こうして設置された勤労者メンタルヘルスセンターでは、さまざまな新しい試みが行われました。保険診療の枠では十分にサービスできない予防医療の領域を勤労者メンタルヘルスセンターの役割と位置づけ、リラクゼーションルームや集団療法室、カウンセリングルームを設置しました。すなわち、臨床（保険診療）の心療内科と、健康づくり（院外活動を含め）の両輪で、勤労者医療を勧めたいと考えたのです。
　その後、「勤労者メール相談」および「勤労者心の電話相談」の開設の話が労働福祉事業団（現労働者健康福祉機構）本部から提案されましたが、現場からは「医療の基本は対面形式であり、電話やメールによる医療行為には危険が伴う」という理由から反対の声が多く聞かれました。誰が相談を担当するのかといった基本的なことをはじめとし

て問題が山積みでしたが、当時の若林之矩理事長のこの事業に対する思いは強く、「労災病院の社会的使命」との指示の下、最終的にメール相談はすべて私が担当し、電話相談は産業カウンセラーの力を借りてやはり私が統括するというように全面的な責任を私が負う体制の下、それぞれ平成12年から実践に踏み切りました。

約10年経った現在、当初の生みの苦しみが大きかっただけに、メール・電話相談ともに10年間1日も休まずにサービスできていることは、私たちの誇りです。また、多くのマスコミでも取り上げられています。

メール相談や電話相談は、対面式の面談との違いが明確であり、一長一短ではありますが、それぞれの特徴を活かしたサポートが可能になればよいと思っています（図1）。

図1　相談ツールの比較

特　徴	面談	電話	電子メール
情　報　量	最多	中間	最小
相談への抵抗感	最大	中間	最小
アクセスの容易さ	最も困難	中間	最も容易
同　期　性	同期性	同期性	非同期性
言　　語	話し言葉	話し言葉	書き言葉

利点および制約	面談	電話	電子メール
空　間　的　制　約	あり	ない	ない
時　間　的　制　約	あり	あり	ない
費　用　対　効　果	低い	中間	高い
セ キ ュ リ テ ィ	高い	中間	低い
情　報　蓄　積	低い	低い	高い
面接者にとっての利便性	低い	中間	高い

出典：島悟、佐藤恵美「相談活動におけるツールの比較」2002.

メール相談の実績と特徴

ここ数年間のメール相談件数は、年間7,796件と8,000件近くになっています（図2、3）。また、平成21年10月に開設された厚生労働省の働く人のメンタルヘルスのポータルサイト「こころの耳」（http://kokoro.mhlw.go.jp/）のリンク先になったことで相談者が一層増えています。

相談は、本人からの相談が圧倒的に多く、次いで、支援者、家族となっています（図4）。相談者の性別内訳は、女性が47.1％、男性が40.2％となっています（図5）。女性が半数近くを占めるものの、男性からの相談数もそれなりにあり、メール相談は男性にとっても敷居が低く、相談しやすいツールではないかと考えられます。

相談回数については、平成23年3月の1ヵ月間の統計で見てみると、58.2％の人が1回のメールのやりとりで終結しており、約95％の人が5回までに相談を終えています（図6）。

このメール相談では、原則1-2回のやりとりで終結することにしていますが、切羽詰まった訴え（相談）には、回数を制限しないメール相談が有効であった例もあるため、規則として回数を定めてはいません。一時期（不安定な時期）に頻回にメールをしてくることがあっても治療等で自然にメール相談から離れるケースがほとんどです。そして、また何かあったときや困ったときにメールが送られてくる傾向にあります。

メールの送受信時間帯についても調べています（**図7**）。まず、受信時間帯は21～24時という遅い時間が一番多く30%以上を占めています。18～21時の11.5%を加えると相談者の40%強が夜の時間帯にメールを送っていることになります。働く人は勤務時間の関係上、時間が限られていることが多く、時間がとれる時には相談施設が開いていないなどのケースは往々にしてあります。そのような多忙な人々にとって、時間を合わせる必要がなく、いつでも自分の都合で利用できるメール相談は非常に便利な手法であると考えられます。

一方、送信時間帯に関しては、深夜帯をのぞき比較的まんべんなく返信していることがわかります。また、返信はメールを受信してから1時間以内にしていることがもっとも多く、5時間以内に58.8%返信しています（**図8**）。

その他、年代、婚姻状況、職種、職位、雇用形態についてもまとめた図表をご参照ください。

図2　平成12～22年度の相談件数の年次推移

図3　平成22年度の相談件数の月次推移

総件数：7,796件

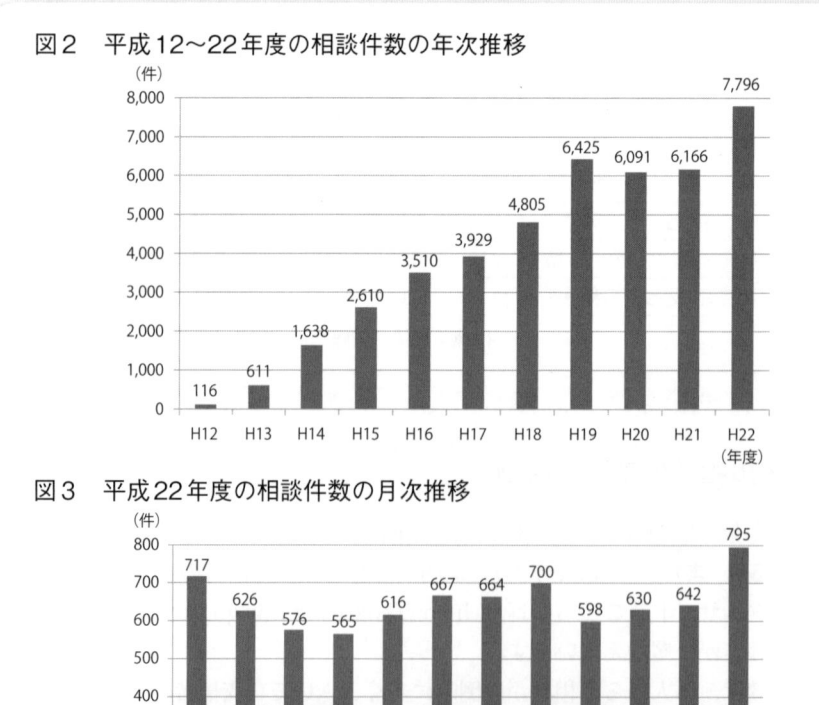

図4　相談者の内訳（平成22年度）
　　　－相談者－

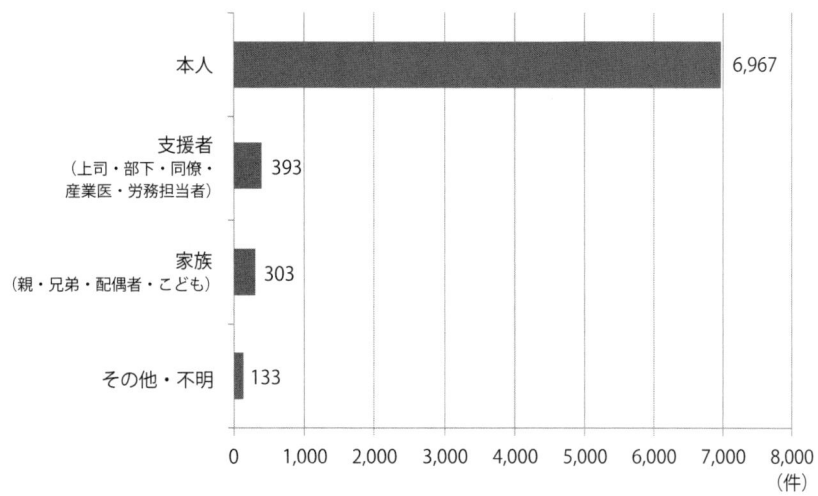

図5　相談者の内訳（平成22年度）
　　　－性別－

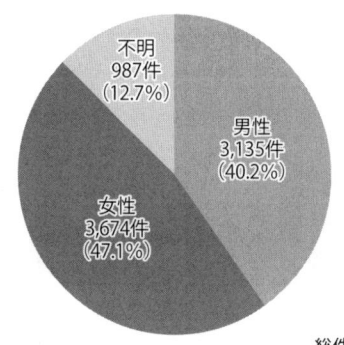

総件数：7,796件

図6　リピーター調査：相談回数
　　　平成23年3月　795件

回数	人数（人）	累計（%）	回数	人数（人）
1回	214	58.2	10回	2
2回	89	82.3	14回	1
3回	25	89.1	15回	1
4回	13	92.7	22回	1
5回	8	94.8	23回	1
6回	5		24回	1
7回	3		43回	1
8回	3		合計	368

図7　メール相談：送受信の時間帯（平成23年3月分の分析）

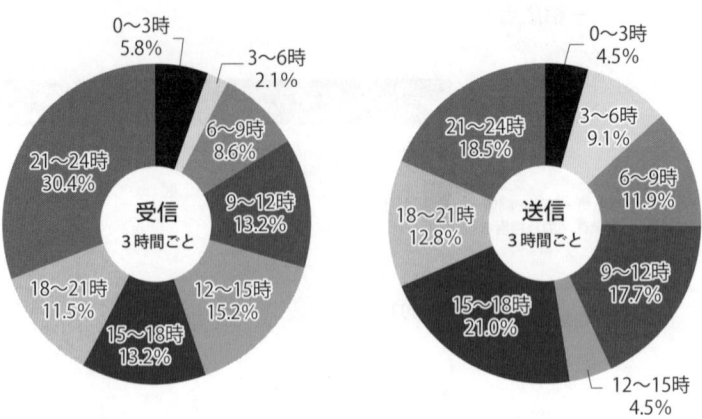

図8　メール返信所要時間

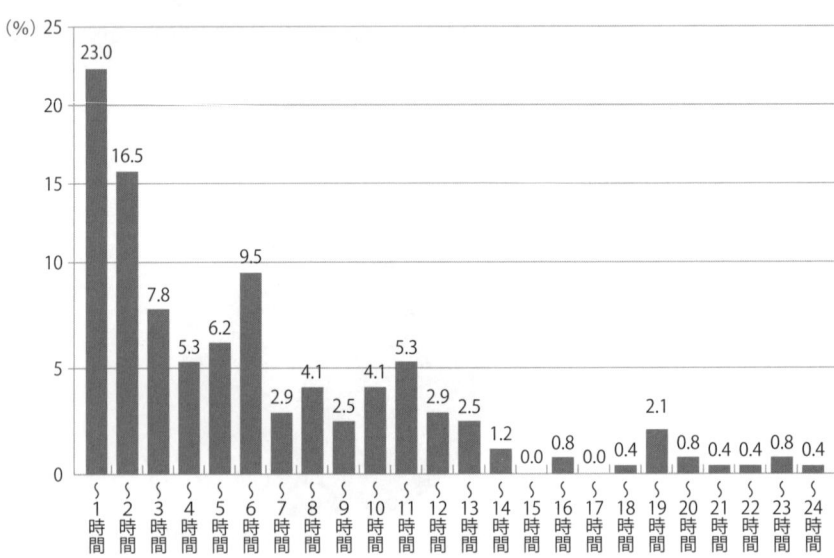

図9　相談者の内訳（平成22年度）
　　　－年代－

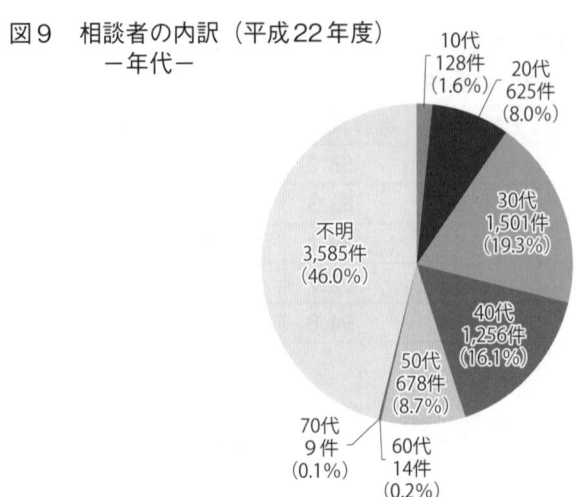

総件数：7,796件

1 メール相談事業とは

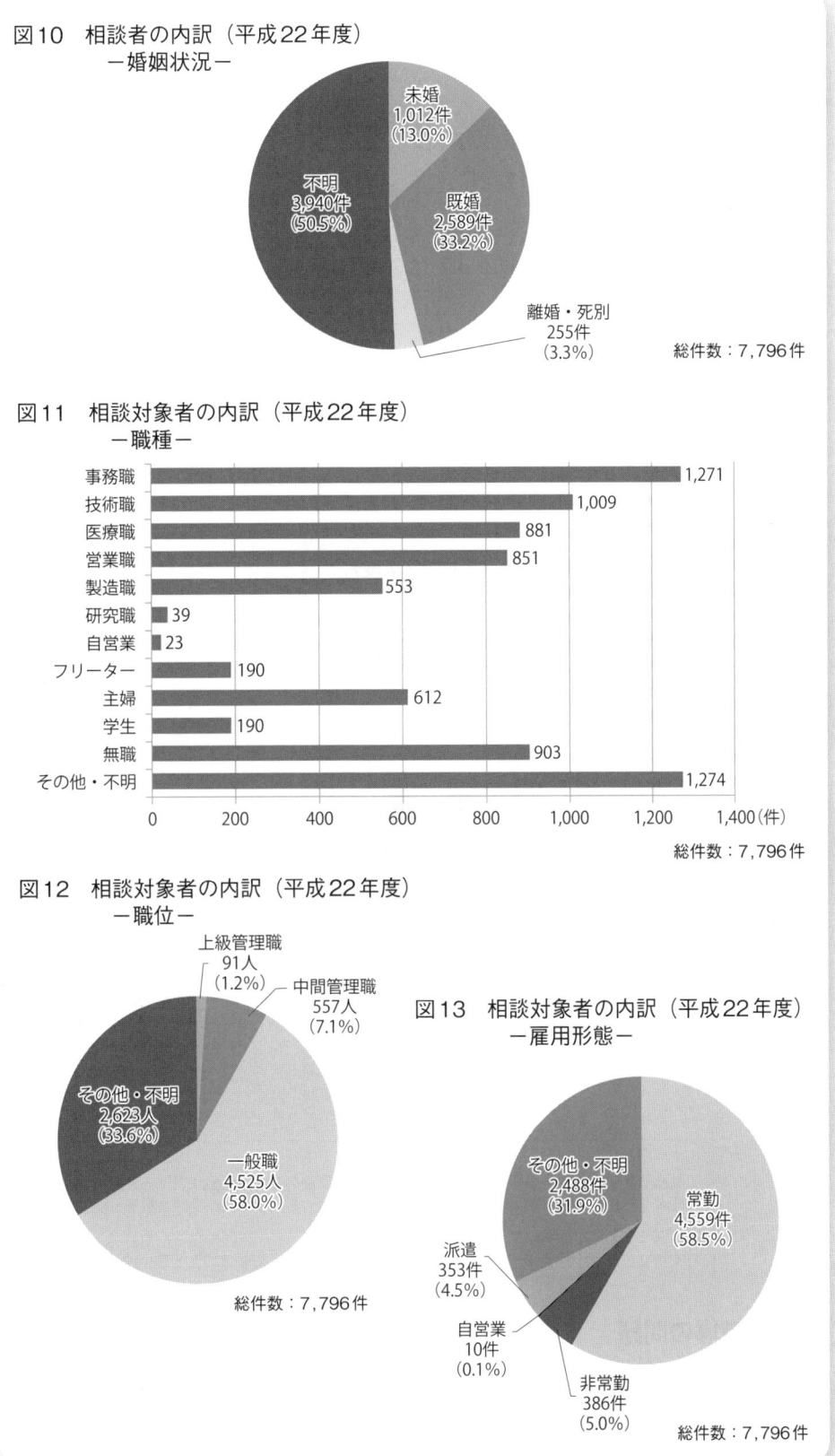

図10 相談者の内訳（平成22年度）
－婚姻状況－
- 未婚 1,012件（13.0%）
- 既婚 2,589件（33.2%）
- 離婚・死別 255件（3.3%）
- 不明 3,940件（50.5%）

総件数：7,796件

図11 相談対象者の内訳（平成22年度）
－職種－
- 事務職 1,271
- 技術職 1,009
- 医療職 881
- 営業職 851
- 製造職 553
- 研究職 39
- 自営業 23
- フリーター 190
- 主婦 612
- 学生 190
- 無職 903
- その他・不明 1,274

総件数：7,796件

図12 相談対象者の内訳（平成22年度）
－職位－
- 上級管理職 91人（1.2%）
- 中間管理職 557人（7.1%）
- 一般職 4,525人（58.0%）
- その他・不明 2,623人（33.6%）

総件数：7,796件

図13 相談対象者の内訳（平成22年度）
－雇用形態－
- 常勤 4,559件（58.5%）
- 派遣 353件（4.5%）
- 自営業 10件（0.1%）
- 非常勤 386件（5.0%）
- その他・不明 2,488件（31.9%）

総件数：7,796件

相談内容については、職場の問題が33.7％、次いで精神の問題が29.8％、身体の問題が5.6％となっています。

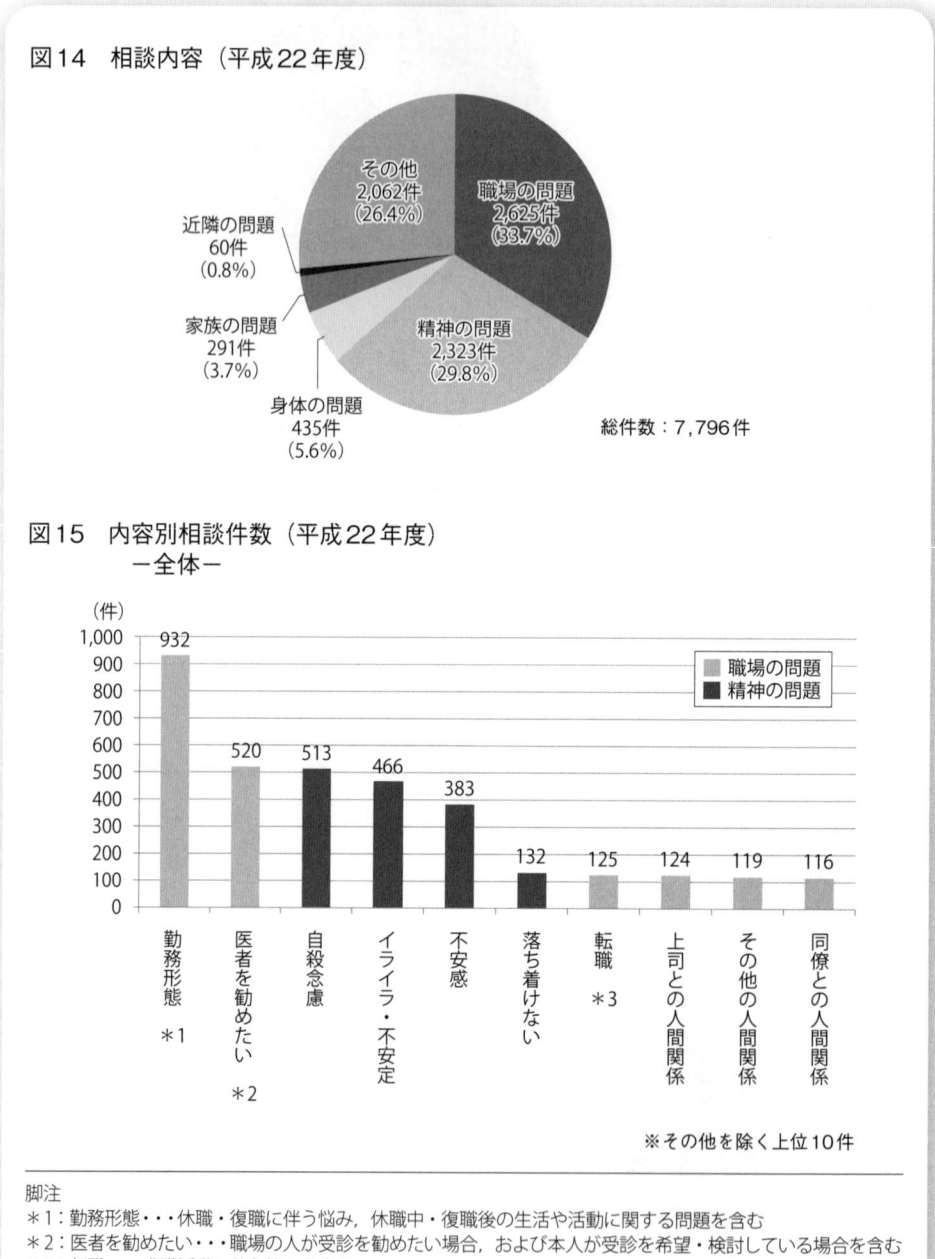

図14　相談内容（平成22年度）

図15　内容別相談件数（平成22年度）
　　　－全体－

脚注
＊1：勤務形態・・・休職・復職に伴う悩み，休職中・復職後の生活や活動に関する問題を含む
＊2：医者を勧めたい・・・職場の人が受診を勧めたい場合，および本人が受診を希望・検討している場合を含む
＊3：転職・・・求職活動に伴う悩みを含む

職場の問題

　職場の問題のトップは、勤務形態に関するものです。勤務形態とは、勤務時間の問題、休職・復職に伴う悩み、休職中・復職後の生活や活動に関する問題を含みます。昨今、うつ病など心の病で休職する労働者が増えていることから、こうした相談が多いと考え

られます。

次には、「医者を勧めたい」というものです。これは、職場の人が受診を勧めたい場合、および本人が受診を希望・検討している場合を含んでいます。さらには、転職問題が続きます。転職は求職活動に伴う悩みも含みます。このところ、「働きたいのに仕事がない」、「何十社受けても落とされる」といった世相を反映した相談が顕著です。

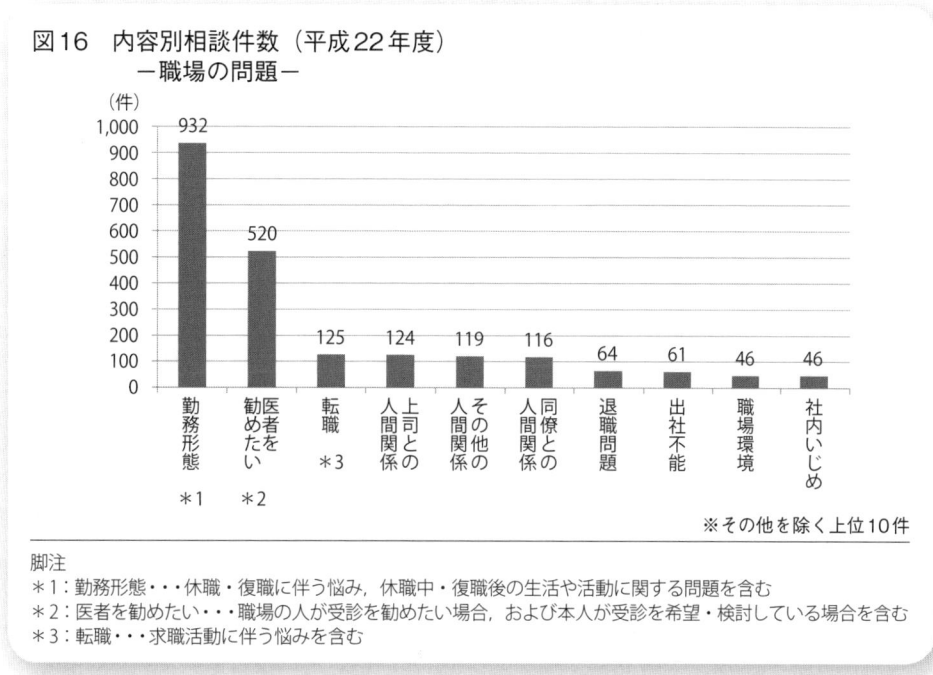

図16　内容別相談件数（平成22年度）
－職場の問題－

脚注
＊1：勤務形態・・・休職・復職に伴う悩み，休職中・復職後の生活や活動に関する問題を含む
＊2：医者を勧めたい・・・職場の人が受診を勧めたい場合，および本人が受診を希望・検討している場合を含む
＊3：転職・・・求職活動に伴う悩みを含む

精神の問題

精神の問題としては「自殺念慮」、「イライラ・不安定」といった訴えが多く、次いで「不安感」となっています。

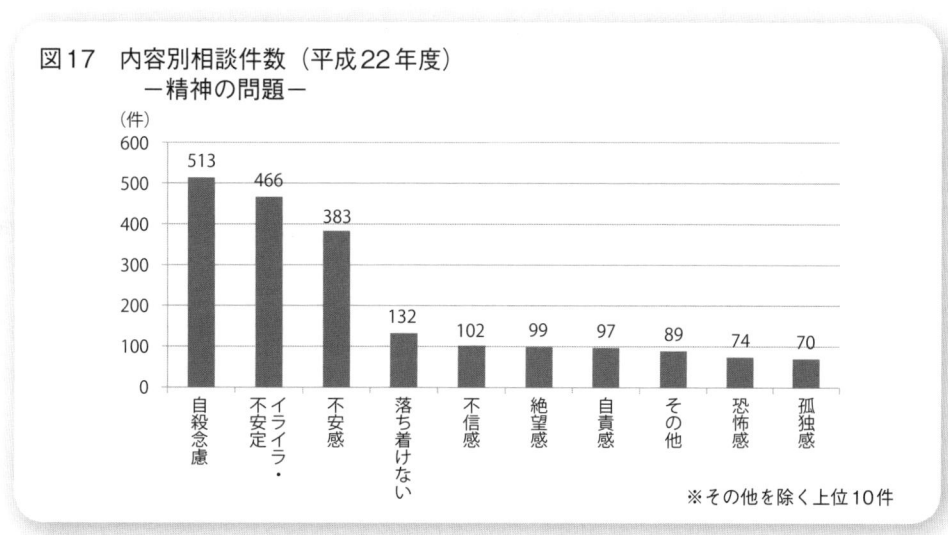

図17　内容別相談件数（平成22年度）
－精神の問題－

身体の問題

　身体の問題としては、「不眠」の訴えが圧倒的に多く、次いで「慢性的疲労感」や「頭痛」などが続いています。

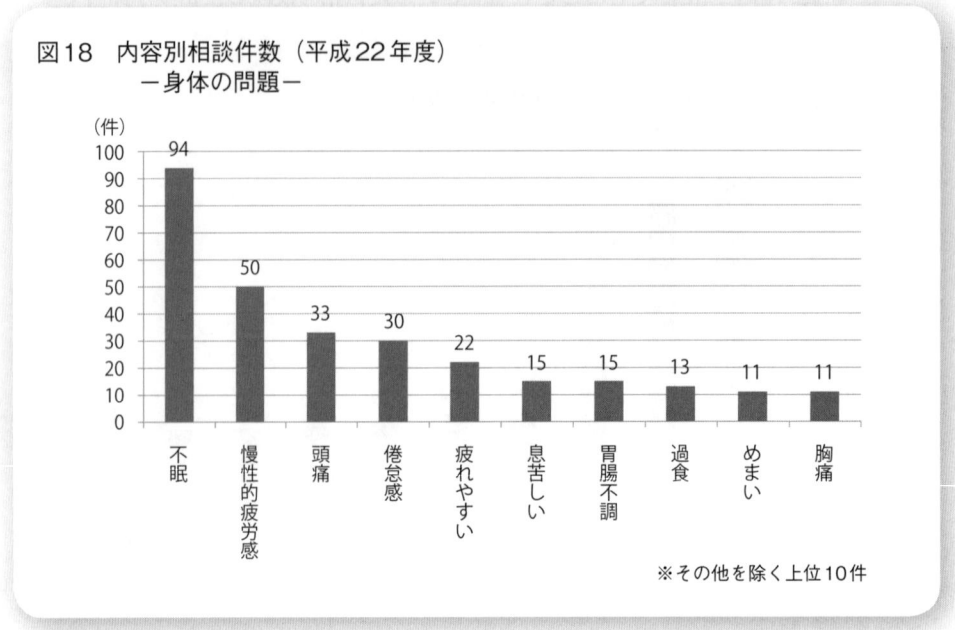

図18　内容別相談件数（平成22年度）
　　　　－身体の問題－

※その他を除く上位10件

メール相談の原則

　私のメール相談の原則は、まず、メールでのやりとりで行うのはあくまでも相談であり、治療行為ではないということです。メールでの治療行為は医師法でも禁じられているため（**医師法第20条**）、相談者には治療ではないことをあらかじめ述べるようにしています。

　また、どのメール相談に対しても、返信は原則24時間以内に行うようにしています。これは自殺防止といった危機対応的な側面と、相談者に返信が遅いことでさまざまな取り越し苦労をさせたくないということから24時間以内の返信を心がけています。

医師法第20条

無診断治療等の禁止
　医師は、自ら診察しないで治療をし、若しくは診断書若しくは処方せんを交付し、自ら出産に立ち会わないで出生証明書若しくは死産証書を交付し、又は自ら検案をしないで検案書を交付してはならない。

メール相談の役割

　精神的・身体的症状を訴える相談者には、基本的に専門医（精神科医、心療内科医）への受診を促しています。また、すでに通院している相談者に対しては、治療に関することは主治医と相談することを勧めています。

　実際に精神科の診療を受けている患者さんからセカンドオピニオンを求められることもありますが、その相談内容は本来、診療の場で、主治医にきちんと質問すべき内容がほとんどであり、その場合は「次回の診療のときに、この質問をそのまま主治医に聞いてください」という回答をしています。多くの場合、その後のメールで、「主治医に質問をしたところ、きちんとわかりやすく説明してもらうことができて安心しました」という報告をもらうことが多く、メール相談の役割を再確認しています。

　わが国の自殺者総数は13年連続3万人を超えています。そのうち労働者は約9千人を占め、精神障害による自殺や労災請求も増加しています。こうした中で、メール相談により、少しでも自殺を食い止め、医療機関への橋渡しができることを目指しています。

　また、自殺念慮などの危機的な段階まではいかない相談者の中には、ストレスに気づき、生活を改めることによって症状が治まったり、改善したりしている例も見られます。そうした相談者の健康的な部分に注目し、持っている力を引き出そうと考えています。

　しかし、働きたいのに仕事がない、もしくは求職活動をする中でストレス状態に陥り、相談をしてくるケースに対しては従来のように「ストレスを抱え込まないで精神科や心療内科で相談しましょう」といっても、なかなか問題の解決に結びつきません。こちらでできることはつらさを一緒に受け止めることと考え、返信では「家に閉じこもっていては、暗いことばかり考えてしまいますよ。毎日でもハローワークに出かけましょう。そして、私に毎日メールをください」と書き送り続けます。一見、医療的な回答には思えませんが、このように真摯に"つながり続ける"ことも自殺防止をはじめ予防医療として大きな意義があります。

　他にも、グローバル化が進む中で、海外で働く日本人労働者のメンタルサポートとしての役割も大きいと感じています。

メール相談の心構えと注意点

　このように、非常にさまざまなケースの相談があり、対応もそれに応じたものになりますが、返信を行う際の心構えはいずれの場合も、相談者に安心感を与えるということだと思います。不安でつらい気持ちを抱えてメールを送ってくる相談者の気持ちをくみ取ることが大前提です。

　相談者に安心感を与えるためには、「つらい気持ちをお察しいたします」という言葉は不可欠であり、また、言葉のクッションの活用も有効だと感じています。「もしかしたら違うかもしれませんが」、「実際に診療していないのでわかりませんが」、「メール上ですので伝わりにくいこともあるかもしれませんが」というような言葉を加え、誤解のないよう、また相手を不用意に傷つけることがないようにしています。相談者の中にある否定的に受け取りやすい認知の存在を考慮する必要性からこうした表現を使う場合もあります。

書籍化にあたって

　今回、「勤労者メール相談」の開始の経緯等も含めて、約11年間のメール相談の事例を書籍化することになりました。普段、メール相談は、私がすべて返信をしています。また、こちらで紹介する事例も、実際に送られてきた相談メールを参考にしていますが、相談者のプライバシーを考慮し、脚色して掲載しております。しかし、メールというツールでの相談事例ゆえに、通常の事例紹介よりも相談者一人ひとりのある意味生々しい事情や背景、気持ちや症状が語られていると思います。

　メンタルヘルス対策が各組織で進んでいますが、今回このような形でさまざまな事例をご紹介することにより、事例を通して心の病そのものだけではなく、相談者の背景や実際をより深く知っていただくことが可能になると思います。さらに、現場で心の病の問題に直面している上司や人事労務スタッフ、産業保健スタッフの方々、そして相談者を一番近くで支える家族の方々の対応の役に立てればよいと考えております。

2章 事例

> この章では相談者のプライバシーを考慮し、実際に送られてきた相談メールを参考に作成した事例およびその解説と対策を掲載しております。

1. 自殺に関する事例

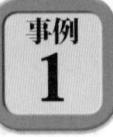 **死にますという事例**

（相談者：女性　20代　事務職、一般職）
メールタイトル：「無題」

相談メール①　○月13日　AM4：28

　死ぬことにします。私が生きていると家族も友人も誰もかれも嫌な思いをするのです。こんな私を見て母は「心が弱いからだ」と責めます。私がいてもいなくても何の影響はありません。さようなら。

回答メール①　○月13日　AM6：50

　メール拝見いたしました。おつらい様子伝わってきます。どうして死にたくなったのですか？メンタルの専門医（精神科医、心療内科医）の診療を受けていますか？また、あなたの大体の年齢、お住まい、性別、ご職業、いつ頃から死にたくなったのかなどもう少しあなたの詳しい状況を教えてください。
　あなたの死にたくなった原因ですが、もしかするとあなたがうつ病にかかっているからかもしれません。うつ病にかかると、死にたくなったり、自責感が強くなることがありますので、ぜひ、メンタルの専門医に診てもらってください。今の死にたくなる気持ちや、つらさがうつ病という病気によるものなら、適切な治療を受けることにより軽くすることができます。うつ病は誰もがかかる可能性がある病気ですが、きちんと治療を受ければ治ります。
　一度しかない命です。絶対に死んではいけません。私のためにも家族のためにも、友達のためにも絶対死なないでください。あなたが死にたくなってしまったのは、決して心が弱いからではありませんよ。あせらないこと、あきらめないこと、そしてあなたは価値のある人間であることをもう一度思い出してください。

相談メール②　○月13日　AM7：27

　先生、メールありがとうございました。私は、20代の会社員で事務の仕事をしています。最近、毎日つらくて、つらくて会社にも行けません。うつ病については、なんとなくそうかなと疑いながらも病院に行く勇気が出ませんでした。母から「心が弱いからだ」といわれたことが思った以上に堪えていました。先生に「決して心が弱いからではない」といっていただいて救われました。どこかで母のいうように、うつ病は心が弱い人がなる病気だという偏見があったのかもしれません。明日にでも病院行ってみようと思います。

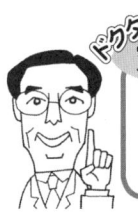

ドクター山本の対応のポイント
- 早いレスポンスで死なない約束を
- 冷静になってもらい、生きる時間の延長を

解説と対策

「死にたい」とだけ書かれたメール

　私の行っているメール相談には「死にたい」、「自殺したい」という直接的な自殺念慮を訴えるものが多くを占めます。その他に「このまま消えてしまいたい」とか「生きていてよいのか」といった間接的な表現で生死について訴えてくるものもあります。こうした希死念慮※に関するメールは、内容的にはシンプルで、年齢や性別、状況などをほとんど明かさない短いものが多いのも特徴です。そうした場合には、まずは相談者の状況を聞くことにしています。状況を聞くことにより、少しでも相手の状況を知って相談に役立てるということと、自殺念慮がある相談者に返信をさせることによって、相談者の気持ちを冷静にさせ、少しでも生きる時間を延ばそうとする意図があります。

医療機関への橋渡しを目指す

　自殺の背後には、うつ病の存在があります。平成21年度の自殺の原因・動機は、失業や生活苦が急増する一方、「うつ病」が動機判明者の約3割に上っています。うつ病の症状の一つである希死念慮から死にたいという気持ちが起こるのです。つまり、うつ病が原因で死にたくなったのならば、適切な治療を受けることによって死にたい気持ちは取り除くことができるといえます。

　しかし、自殺者の中で、生前に精神科等の専門医療機関を受診していた率は3割程度にとどまっていることがわかっているのも事実です。医療機関を受診して適切な治療を受けていれば、自殺はかなりの確率で食い止めることができると考えられることから、死にたいという相談に対しては、まず、死にたい気持ちになるのはうつ病にかかっているからではないかという相談者の気づきを促します。そして、その可能性があるのならば一刻も早くメンタルの専門医（精神科医、心療内科医）にかかるように勧めることを鉄則としています。私の行っているメール相談の極意に、心の病の疑いのある相談者を専門医療機関へ橋渡しするというものがありますが、この「死にたい」という相談に関してはまさにその機能が発揮されると考えています。

　また、それとともに「死にたい」またはそれと同じような言葉、例えば、「消えてしまいたい」、「どこかに逃げたい」などのメール内容には、この訴えを真剣に受け止め、一刻も早く死を思いとどまってほしいという内容を返信することが必要です。

死なない約束

　こうした対応は、家族や部下や身近な人から死にたいというメールが来たときの対応にもあてはまります。こうした内容のメールをもらうと普通の人は何と返信してよいかわからず返信が滞りがちです。しかし、気負わずにともかく早く返信をしてください。

内容としては、「決して死ぬな」、「死なない約束をしてほしい」といった短い言葉で十分です。とにかく、メールはすぐに返信すること、そして自殺を止めるような内容を送ることが大切です。たとえ愛情からであっても「死にたいのなら死んでしまえ」と書くことは禁物です。人が死を口にするときは、ある程度死の覚悟を持っていると考えられています。しかし、その一方で身近な人間にその思いを止めてほしいという気持ちを持ちながら、連絡をとっているため、その思いをくみ取り「決して死ぬな」というメッセージを返信することが必要です。

前述したように、たとえ愛情からであっても、「そんなに死にたいのなら死ねばいい」と書いた場合、最悪の事態になったとき、後に残されるのは、"死ねばよい"という言葉だけであり、返信者自身が後悔することにもなります。

なお、この相談者は母親から「心が弱いからだ」と責められているようです。心が弱いから心の病になるという誤解は、いまだに一般に広く信じられているようですが、うつ病にかかっている可能性が高く、自責の念にかられている相談者に対して改めて「心が弱いからうつ病になったのではない。あなたは悪くないのだ」ということを告げ、自殺を防止するようにしています。

※キーワード 希死念慮

「死にたい」と願うことです。似た言葉で「自殺念慮」もありますが、この2つの違いは、自殺念慮が強い感情を伴った自殺に対する思考が長期にわたり支配し、具体的計画性があるのに対し、希死念慮は、漠然とした死への願いが散発的に表れる状態を指します。「消えてなくなりたい」、「楽になりたい」などが希死念慮の具体的な表現型です。うつ病の精神症状として現れます。

・自殺予防の十カ条

　死を考えている人が必死になって発している救いを求める叫びを的確にとらえて、早い段階で治療に結びつける必要があります。

　自殺予防に関して特に注意すべき点を、厚生労働省ではわかりやすい形で十カ条にまとめています。

> （次のようなサインを数多く認める場合は、自殺の危険が迫っています。早い段階で専門家に受診させてください）
>
> 1．うつ病の症状に気をつける
> 2．原因不明の身体の不調が長引く
> 3．酒量が増す
> 4．安全や健康が保てない
> 5．仕事の負担が急に増える、大きな失敗をする、職を失う
> 6．職場や家庭でサポートが得られない
> 7．本人にとって価値あるものを失う
> 8．重症の身体の病気にかかる
> 9．自殺を口にする
> 10．自殺未遂に及ぶ

出典：厚生労働省「職場における自殺の予防と対応」

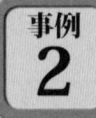

事例2 付き合っている彼から自殺願望を打ち明けられた事例

（相談者：女性　30代　事務職、一般職）
メールタイトル：「うつかもしれない彼との接し方を教えてください」

相談メール①

○月1日　AM1：40

夜分遅くに失礼します。私は、金融関係の会社に勤める30代の会社員です。今日は付き合っている彼の精神状態についての相談をさせてください。

彼は、同じ職場の同期です。明るい性格で同期の中でも人気があったのですが、そんな彼がうつ病かもしれません。ここ数ヵ月の間、彼は睡眠不足を訴えています。同じ職場にいるのである程度彼の様子がわかっているのですが、慣れない仕事が急激に増えています。関係会社の立ち上げで海外出張に行くことが多く、法律の専門的な英語や知識が必要なのですが、彼が今まで関わっていた担当とまったく違う分野の仕事なのでうまく仕事が進まず、毎日深夜まで残業しています。

最近、電話にもメールにもあまり出てくれないのですが、今日、電話すると「死にたくなった」、「仕事に自信が持てずにつらいよ」と泣いていた感じでした。「ロープを購入した」ともいっています。最初はいっている意味がよくわからなかったのですが、首をつるという意味だと後から思いました。これは、うつなのでしょうか？さきほども書きましたが、彼は同期の中でも明るい性格で通っていて、とてもそんなことを考えるなんて思えないのです。

そもそも、「死にたい」という言葉は、そんなに簡単に口にできるものなのでしょうか。本当に死ぬなんて考えられませんよね。

私の仕事も忙しいですし、ずっと彼の心配ばかりをしているわけにはいきません。でも、このまま彼を放っておくわけにはいきません。

周りの人間に何かできることはないでしょうか？

回答メール①

○月1日　PM12：30

メール拝見いたしました。つらいお気持ちお察しいたします。また、彼の状態は、とても心配です。実際に診療しているわけではないので正確なことはいえませんが、彼はおそらくうつ病にかかっているのだと思います。しかも、死を口にしており、ロープを購入したというように具体的な自殺の手段を考えているという点から緊急性もあるように思います。このままにせず、一刻も早く医療機関にかかることをお勧めします。本人が受診を拒否する場合は、職場の上司に相談したり、彼の家族に連絡をとるようにしたほうがよいでしょう。また、規模にもよりますが職場には、産業保健スタッフといわれる社員の健康をケアする役目のスタッフがいます。メンタルの問題に関しても相談できますので、そうしたスタッフに相談してみるのもよいでしょう。

なお、死を口にする人は、本当には自殺しないといった考え方が広く世間には知れわたっていますが、これは誤解です。死を口にする人はある程度の覚悟を持って発言しているため、真剣に対応をする必要があります。

あなたにも仕事や生活があり、常に彼のことを気にかけているわけにはいかないと思いますが、彼が自殺を口にするようでしたらともかく「死なないで」と死を止めて、できるならば死なない約束を交わし、医療機関へ行くように勧めてください。死を思いとどまらせて、医療機関や専門スタッフに橋渡しをすることが、身近にいるあなたのできることであり、とても大切な役割です。

相談メール②

〇月1日　PM8：30

さっそくメールをいただきありがとうございます。彼はやはりうつ病の可能性が高いのですね。しかも、緊急性も高いという言葉に正直驚いてしまいました。先生からメールをいただいた今でもまさかあの彼が、という気持ちがぬぐえません。私の知っている彼ではなくなってしまったようでとても遠く感じます。

でも、そんなことをいっている場合ではないのですよね。私の電話には最近出てくれないし、付き合っているといっても家族ではないし、私の影響力なんてないかもしれません。でも、このまま彼を死なせるわけにはいきません。死なない約束、それぐらいはできるでしょうか。とにかくやってみます。

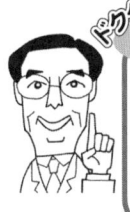

ドクター山本の対応のポイント

- 「死」を口にする人は、本当に死にたいと思っている人
- 自殺を防ぐためには自殺に対する正しい知識を
- 医療機関や専門スタッフへの橋渡しを

解説と対策

身近な人が死を口にしたとき

身近な人が死を口にすることに違和感を覚える人は多いでしょう。相談者が付き合っている彼は、今まで行っていた仕事とまったく違った分野での仕事に負担を感じている様子です。過重労働からくる睡眠不足や、仕事の適性の問題などからうつ病にかかっているように思われます。自ら自殺念慮を口にしており、具体的な自殺手段までも考えている点からも緊急性は高いと考えてよいでしょう。しかし、普通の感覚では、冗談で「死ぬ」と口にすることはあっても、本気の場合、かえって死を口にしないのではないかと思う人が多いのも事実です。世間で自殺に対して広く知られていることは、事実とかけ離れていることが多いのですが、その最たるものが「死ぬと口に出している人は、本当は死なない」というものです。しかし、これはまったくの誤解であり、死にたいと思っている人は死を口にするのです。

この相談者も、まさか明るく積極的な性格であった自分の彼が死ぬとは思っていないようです。どこかで信じたくないという気持ちもあるのかもしれません。

しかし、周りの人の早急な気づきが、一人の命を救うといっても過言ではありません。身近な人にできることは、死を止めることと医療機関への受診を勧めることで十分です。

それ以上のことは、専門家に任せてよいのです。死を口にされるとひいてしまい、なるべくその問題に関わらないようにと考えがちですが、一人で問題を背負う必要はまったくありません。それぞれの立場ができることを行うことが自殺予防には必要です。

・自殺に対する誤解

　自殺について広く知られていることは、事実とかけ離れていることが多いため、正しい知識を多くの方に身につけておいていただきたいと思います。

●死ぬ、死ぬという人は本当は自殺をしない

　これは広く信じられている誤解ですが、自殺者の8～9割は実際に行動に及ぶ前に何らかのサインを他人に送ったり、自殺するという意志を言葉に出して伝えています。

●自殺は突発的に起きるものなので、事前に防ぐことはできない

　自殺は、周りの人にはいきなりに見えるかもしれませんが、ほとんどの場合、自殺に至るまで長い苦悩の過程があると考えてください。一般に、自殺の動機は深刻で長期にわたる場合が多いのです。

●死にたいという人に自殺を口にすることは危険だ

　自殺を話題にしたからといって、自殺の考えを植え付けることにはなりません。自殺したいという絶望的な気持ちを打ち明ける人と打ち明けられる人の間に信頼関係が成り立っていて、救いを求める叫びを真剣に取り上げようとするならば、自殺について率直に語り合うほうがむしろ自殺の危険を減らすことになります。

　また、自殺について言葉で表現する機会を与えられることで、絶望感に圧倒された気持ちに対して、ある程度距離を置いて冷静に見ることが可能になります

●自殺未遂に終わった人は、本気で死ぬつもりではなかった

　本当に死ぬつもりだったら、確実な方法をとるのではないか。そういう方法を取っていないということは本気ではなかったのだという人がいますが、そういうものではありません。自殺の危険の高い人でも、その心の中には「死にたい」という気持ちと「助けてほしい」という気持ちの2つの相反する気持ちが揺れ動いているのであり、それが自殺行動にも反映されているのです。

　現実には、自殺未遂に及んだ人は、その後も同様の行動を繰り返して、結局は自殺によって生命を落としてしまう率が一般よりも高いという事実を忘れてはなりません。

・自殺の予兆が見られる人への対応

①真剣に話を聴く

　自殺を考えている人は、相手が誰でもよくて自殺を打ち明けているわけではありません。自殺について打ち明けれられた人は、意識・無意識に関係なく特定の対象として選ばれたのだと考えるべきであり、そのことを自覚して話を聴いてください。

②言葉の真意を聴く

　自殺をほのめかしている場合でも、「死にたい気持ち」と「もっと生きたい」という2つの気持ちの間で激しく揺れ動いている状態にあることを理解して相手の言葉を聴いてください。

③できる限りの傾聴をする

　自殺を打ち明けられた場合、できる限りの時間をかけてその訴えを傾聴することが必要です。何か気の利いた言葉をかける必要はなく、時間をかけて訴えを聴くことが大切です。どうしてもその場でその時間がとれないときは、本人に事情を話し、なるべく近い時間で面接の約束をすることが重要です。

④話題をそらさない

　話題を自殺からそらそうとしないほうがよいでしょう。また、訴えや気持ちを否定したり、説教したり、表面的な励ましも逆効果です。

⑤キーパーソンとの連携

　日頃から本人と付き合いが深く、本人の置かれている状況や気持ちを理解している人、本人が信頼を置いているキーパーソンと連絡をとり、その人の助力を得て本人の支援を進めることも重要です。一般的には、家族、上司、友人がキーパーソンです。

⑥産業保健スタッフへの相談や専門医への受診を促す

　うつ病などの精神疾患の存在が疑われたり、自殺などの危険性が迫っている例では、産業保健スタッフによる相談や専門医による診断や治療が不可欠です。

⑦自殺しない約束をする

　本人と自殺をしないという契約を結ぶことも、自殺防止に有効であることが多いでしょう。

出典：厚生労働省「職場における自殺の予防と対応」

事例3 自殺未遂をした社員対応についての保健師からの事例

（相談者：女性　医療職）
メールタイトル：「お願いします。緊急の相談です」

相談メール①

○月3日　AM10：10

　○○社の保健相談センターで保健師をしている○○と申します。
　実は、自殺未遂をした弊社の社員の件で、緊急で先生に相談したいことがありメールいたしました。
　以下の内容は、今朝、上司で管理職であるBが、自殺未遂をした部下のCについて相談してきたものをまとめました。ご多忙のところ恐縮ですが、対応についてのアドバイスをください。どうぞよろしくお願いします。

　○月○日の朝に、前日の仕事中からいなくなっていたCを、Cの妻が会社近くの○○川の土手で発見したと上司Bに連絡してきました。睡眠薬などを大量に飲み、入水したものの死に切れなかったようで、「放っておいてくれ。死にたかったのに」と妻をなじったそうです。
　そのままCを保護して、Bと、Cの妻が付き添ってCを近所の心療内科に受診させました。医師からは、自傷行為のおそれがあるために入院が必要といわれたものの、その病院は入院対応をしておらず、Cも入院を強く拒否したため、ひとまず帰宅することになりました。
　しかし、CはBや妻の目を盗んでは逃走しそうになったり、「死にたい」とつぶやき目を離せない状態だったため、入院可能な病院を探したのですが、ベッドの空きがないことなどを理由に断られ、入院施設の紹介を求めて上司Bがこちらの保健相談センターに相談に来たという経緯です。
　弊社の産業医は、非常勤で月に一度しか来社しません。取り急ぎ山本先生にアドバイスをいただこうと思いご連絡させていただいた次第です。お力を貸してください。

回答メール①

○月○日　PM12：20

　メール拝見致しました。保健師さんとしてご活躍のご様子伝わってきます。
　ご相談の件について実際に診療しているわけではないので、正確なことはいえませんが基本的なことをアドバイスいたします。
　まず、心療内科を受診されたということですので、原則的に今後も、その主治医の先生の指示とアドバイスをもらってください。入院先についても、主治医から紹介状を書いてもらうのが原則です。
　しかし、そのような余裕のない一刻を争う状況かつ、本人が受診や入院を拒否しており自傷他害のあるような緊急性のある場合は、警察に連絡をして警察から適切な精神科の病院に連れていってもらい【措置入院】となります。
　また、精神科医療についての相談は、地元の保健所あるいは○○県精神保健福祉センターにしてください。厚生労働省のポータルサイト「こころの耳」から情報が

得られますので参照してみてください。自殺の可能性が高い場合は、より専門性の高い精神科病院にかかることをお勧めしますが、この件についても、主治医の判断に従ってください。

相談メール② ○月○日 PM1:44

メールありがとうございます。ご相談させていただいた件ですが、手分けをしていろいろな病院をあたった結果、先ほどBから連絡がありこれから受診可能な病院がみつかったとのことでした。お騒がせしてしまって申し訳ございません。

保健師という専門職にありながら動揺をしてしまいました。落ち着いて考えてみると、緊急対応などについては以前にきちんと習っていたことでした。先生のアドバイスを見て冷静になり、その途端思い出しました。やはり、実際にこうしたことが起こると慌ててしまうものですね。

私事なのですが、こちらの会社の保健師になったのはまだ1年足らずで、しかも一人職場の勤務で不安が絶えない日々でした。ご相談させていただき非常に助かりました。

なお、たった今、BからCの入院が決まったとの連絡がありました。Cも入院に同意したようで、ひとまず安心いたしました。どうもありがとうございました。

回答メール② ○月○日 PM4:21

メール拝見しました。大変な1日でしたね。お一人でよく頑張りました。私は仕事などの都合で、緊急に対応ができないかもしれませんが、いただいたメールには24時間以内には回答しますので、一人で悩まずに相談してください。支援する立場の人は、確かに専門的な教育を受けていることは間違いありませんが、メンタルヘルスの問題を一人で解決することは困難です。"4つのケア"に示されている通り、それぞれの立場の人が協力し合って問題に取り組むことが必要であり、一人で抱えてしまうとストレスをためることになるばかりか、適切なケアもできなくなってしまいます。私の行っているメール相談も4つのケアの一つである"事業場外資源"の支援にあたります。こうした資源を積極的に利用してください。また、日頃からご自身のストレス対策も行ってよい支援ができるように努めてくださいね。

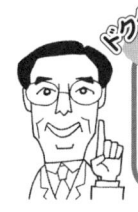

ドクター山本の対応のポイント
- 一人で抱えこまないために事業場外資源の活用も
- 緊急時の対応マニュアルを作っておく

解説と対策

緊急対応が必要なケース

企業の保健師から自殺未遂をした社員の緊急対応についての相談です。このケースのように、すでに自殺未遂をしており致命的な手段を選んでいるような場合は、非自発入

院（場合によっては緊急措置入院）の制度を活用してでも入院治療に踏み切る必要があります。危険な自傷行為が切迫しているケースでは、入院後も隔離・拘束など高い水準の行動制限を要します。なお、入院形態は次頁のようになっています（表1）。また、入院を要するケースについても説明しておきます（表2）。

マニュアルの作成を

　さらに、不幸にも職場で自殺や事故が起きてしまったときに備えて、職場で緊急対応マニュアルを作成しておくことも必要です。自殺や事故などインパクトの大きい出来事が起こると、職場の周りの人間は不安で落ち着かなくなったり、仕事に手がつかなくなったりします。また、眠れない、食べられないといった症状が起きることもあります。

　このような症状は誰にでも起こり得るのですが、大きい出来事の直後に適切なケアを行わないと、長期間にわたってその出来事が思い出されて、仕事が手につかなくなったり、ささいなことに敏感になったりすることがあります。このようなことが起こったときには、影響が拡大しないように緊急対応マニュアルを作成しておき、それに従って早急に対応しましょう。

支援する側のストレス

　さて、この相談者のように、支援をする立場である専門職自身もストレスをためやすいと考えられます。特に保健師という職は、一般には産業医よりも社員にとっては気軽に話をしやすいこともあり、労働者や管理者の相談窓口となることも多いでしょう。産業医が非常勤で職場状況や社内制度の理解などが十分といえない場合には、特にその役割も大きく、常勤の保健師が産業保健活動の中心となっている事業場も少なくありません。メンタルヘルス対策では保健師が重要な役割を果たしているのです。

　しかし、真剣に取り組む必要があっても、問題を一人で抱える必要はありません。むしろ、自殺や事故の危険性がある人を一人で抱え込んでしまうことは極力避けなければなりません。この相談者のように一人職場である場合などは、事業場外資源を利用することも必要になるでしょう。

　なお、私のメール相談でも、厚生労働省のポータルサイト「こころの耳」[※]を活用するようにしています。

※キーワード　こころの耳（URL：http://kokoro.mhlw.go.jp/）

> 厚生労働省が開設する働く人のメンタルヘルスポータルサイト。職場のメンタルヘルス対策（自殺予防対策を含む）および過重労働対策について、事業者、労働者、家族等からの基本的な問いかけに対し、迅速に、かつ、的確に対応できる基盤を整備する目的で開設されました。平成23年度の厚生労働省委託事業として社団法人日本産業カウンセラー協会が受託して開設しています。

表1　精神保健福祉法による入院形態

任意入院	精神保健及び精神障害者福祉に関する法律第22条の3に規定されている入院形態です。精神障害者本人の同意の上で入院するもので、原則的には開放的な環境での処遇が求められています。
医療保護入院	精神保健及び精神障害者福祉に関する法律第33条に規定されている入院形態で、1名以上の精神保健指定医の診察により医療及び保護のため入院が必要と判断され、かつ精神障害者本人の同意が得られない場合、保護者の同意によって成立します。なお、保護者とは後見人、配偶者、両親（患者が20歳以上の時は裁判所の選任が必要）、居住地の市長村長などから決められます。
措置入院	精神保健及び精神障害者福祉に関する法律第29条に規定されている入院形態で、自傷他害（自殺や他者に危害を加えるなど）の恐れのある事例に対し、2名以上の精神保健指定医の診察結果の一致により成立します。一番強制力のあるもので、警察官通報によるもの（同法第24条）が多いようです。 なお、緊急避難的な制度として、72時間を限度に精神保健指定医1名による緊急措置入院があります。

表2　入院が必要なケース

1．自殺念慮が強いとき
　うつ病の症状には、自責感や罪責感などがありますが、こうした症状が強まると死を考えることが多くなり、実際に自殺企図に至ることもあります。家族や身近な人の見守りが必要ですが、続く場合は入院も考慮されます。

2．ほとんど食べずに、衰弱しているとき
　うつ気分や疲労感のために、極端に食欲が低下し、水分も十分に取れないような場合は緊急の治療が求められることがあります。
　また、昏迷状態といって、外界を認識しているにもかかわらず（意識障害ではない）ほとんど外界からの刺激に反応しない状態においても、経口摂取が困難となることがあります。この場合は、身体的な管理も含めた入院治療が必要となります。

3．自宅ではゆっくりと静養ができないとき
　うつ病の治療の基本は、ゆっくりと休養することですが、さまざまな理由で自宅では静養できない場合もあります。そのようなときは、治療に専念するために入院治療が必要となります。

4．自傷他害のおそれがあるとき
　うつ病による焦燥感から、いてもたってもいられないようになり、自分自身の行動がコントロールできず、破壊的な行動や暴力的な行動に至ることがあります。この場合も、状態によっては、入院治療が必要です。

5．外来治療での効果が見られないとき
　うつ病の治療は、ほとんどが通院治療で行われますが、症状が改善せず、診断や治療方針を再検討する必要がある場合、入院治療が必要です。

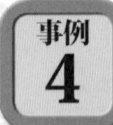

自殺した社員への対応に後悔する人事担当者からの相談事例

（相談者：男性　40代　事務職、中間管理職）
メールタイトル：「これでよかったのでしょうか」

相談メール①

○月5日　PM7：02

　初めてメールをいたします。私は某メーカーの人事部でメンタルヘルス担当をしている40代の中間管理職です。

　昨年、うつ病での休職者が増えた結果、対策の必要に迫られたと会社からいわれ、メンタルヘルス対策をスタートさせることにしました。しかし、私にはメンタルヘルスの知識などほとんどなく、予算も限られていたため、勉強をしながらこの1年手探り状態で進んできた状態でした。そのような状態ではありますが、うつ病での休職者も何人かは無事に復職をすることができました。再燃の可能性もあり、まだまだ安心はできないのですが、無我夢中でやってきた結果だと思っています。

　ただ、実は、昨年、遁走後に自殺をしてしまった社員がおり、最近とみにそのことを思い出してしまいます。「遁走する前に入院させられることはできなかったのか、自分がもっと本気で説得すればよかったのではないか、経験を少しは積んだ今だったら救えたのではないか、もっといえば自分でなければ救えたのではないか」と考え出してしまうことがあります。

　自殺した社員は、入社1年目の男性で、会社の近くで一人暮らしをしていました。うちの会社は独身寮がなく、独身者は借り上げのアパートに住んでいます。入社半年ぐらいしてから遅刻や欠勤が目立つようになったのですが、無断欠勤が続いた後、上司に連絡をしてきました。「死にたい」と言い続けるため、産業医と相談し、会社の近くの医療機関に私たちから相談をしました。

　当初、本人が受診をかたくなに拒んでいたのですが、人事部の別の担当者が付き添って精神科のクリニックを受診しました。医師からは「重度のうつ病ですぐに休養が必要。一人暮らしで生活が不規則で自殺念慮もあるので、実家で休養するのがよい」といわれました。しかし、本人がどうしても実家には帰りたくないと拒否していました。彼は長男で、一流大学を出て、自分達でいうのは何ですが世間では名が通ったといわれる今の会社に入った期待の星であり、彼の田舎ではそんな長男が心の病で帰ってきたということは許されないことだというのです。家族の期待を裏切りたくないので、家族には話さないでほしいと強く訴えるので、主治医も勤務しながら服薬を含めて治療を行うということで折れ、自宅アパートで休養することになりました。

　しかし、その後、すぐに欠勤が続いたため、会社から実家の両親に連絡して今までの経緯を伝えることにしました。翌日には、母親が上京したのですが、「本人が私と会うことを拒否しています。明日には出社するといっているのでよろしくお願いします。私もいつまでも家を空けられないので帰ります」と連絡があり、早々に帰られてしまいました。私たちとしては、彼の安全に責任が持てないので、なんとかこちらに残ってほしいと説得しましたが、母親は様子が変わってしまった息子と

どう接してよいのかわからないようで、「後を頼みます」と逃げるように帰ってしまいました。

しかし、彼は出社するといったものの翌日からまた連絡がとれなくなり、自宅を訪ねたものの留守でした。そして、その1週間後に○○県で自殺しているのを発見され、警察から会社あてに連絡がありました。ちなみに、○○県は彼の出身大学の在る県です。

長くなりましたがこれが経緯です。

今でも、会社の人間としてなんとか彼を救うことができなかったのかという後悔の念が強く、このことを忘れることはできません。最初に受診させたクリニックにお願いして、強引にでも入院させていればよかったのではないか、母親が上京したときにもっと強く説得して彼の側についていてもらえばよかったのではないか、と何度も思います。

このことがあって以来、メンタルヘルスの問題に関係するのが怖い気もしているのです。よく考えると、自分のやっている仕事は、人の人生を変えてしまうほどのものではないかという恐怖さえ感じるときもあります。今後もこういうことが起きたときうまく対処できるかどうかか、自信が持てません。もう2度と社員を自殺させたくありません。

例えば、今回のように家族の協力が得られなかったとき、希死念慮がある人に対して何か方法はないでしょうか。なすすべなく黙って見ているのは耐えられません。何か方法があれば教えてください。お願いいたします。

回答メール①

○月6日　AM8:00

メール拝見いたしました。人事部門でメンタルヘルス担当としてご活躍のご様子伝わってきます。昨年から職場のメンタルヘルス対策の立ち上げに取り組まれていらっしゃるのですね。いろいろ御苦労があるかと思いますが、メンタルヘルス対策は誰かが必ず行わなければならないことであり、これを行うことは必ずや会社の将来を救います。社員全員が元気で働きがいを持って働けるような会社になるように、今後も自信を持ってメンタルヘルス対策に取り組んでください。その際、わからないことがあれば、厚生労働省のポータルサイト"こころの耳"などの情報を積極的に利用してください。

また、社員の方のケースを細かくご提示いただきありがとうございます。

実際に診療をしたわけではないので正確なことはいえませんが、私なりにいえることを述べたいと思います。

このケースに対して、あなたは非常に後悔の念を持たれていますね。しかし、対応をお聞きして、会社として、そして人事の立場であるあなたとして最大限の努力をされたと思います。社員が亡くなられたことは非常に残念なことであり、無念の気持ちを抱かれることは痛いほど理解できますが、何ら後悔することはありません。私の立場から考えると、後悔されるのは、親子関係が未解決であったことであり、人事のあなたの力が及ぶところではなかったのだと思います。

これからも多くの社員のために、メンタルヘルス対策に従事してください。そして、一人で問題を抱えずに困ったときにはいつでもメールをください。メンタルヘ

ルス対策を行う人が健康で問題に取り組むことができなければ、メンタルヘルス対策はうまくはいきません。それだけ難しく、エネルギーを費やす問題なのです。

相談メール②

○月6日　AM10：50

　山本先生、返信ありがとうございます。先生からのメールで勇気づけられました。さきほども書きましたが、この件があって以来、人の命に関わることもあるこの仕事が怖くなっていました。自分は専門家ではないのに成り行きのようにこの仕事をするようになり、自分のせいではないとはいえ、社員の自殺に関わったことをとても重く感じていました。一方で、うまく復職できるケースも増えて評価があがることもあり、嬉しいものの素直に喜べず複雑な気持ちになっていました。そんな複雑な気持ちを、他の人に軽々しく話せる内容でもないので、自分自身の胸の中にしまっていたのですが、どこかで抱えきれなくなってきていることも感じていました。このままでは、いつか仕事が行き詰ってしまうような感覚を抱いていたので先生に相談ができてよかったです。ありがとうございました。

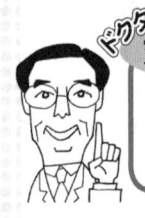

ドクター山本の対応のポイント

- メンタルヘルス対策に関わる人が健康であること
- 一人で解決できる問題ではない

解説と対策

　職場での自殺が起こると、事故や病死以上に、故人とつながりが強かった人に深刻な打撃を与える可能性があります。場合によっては、遺された人がうつ病や不安障害等の心の病にかかり、専門的な治療が必要になることさえあります。このケースのように、人事管理の担当者として社員の危機を救おうと奔走していた場合なども同じことがいえます（下段参照）。時には、この相談者のような人が自殺の危険因子を数多く満たすハイリスクの人物の対応にあたることも出てきます。一人でずっと問題を抱えている場合などは、特に危険だと考えられます。

・他者の自殺に強い影響を受ける可能性のある人

- 故人と強い絆があった人
- 精神疾患にかかっている人
- これまでに自殺を図ったことがある人
- 第一発見者、搬送者
- 故人と境遇が似ている人
- 自殺が起きたことに責任を感じている人

- ●葬儀で特に打ちひしがれていた人
- ●知人の自殺が生じた後、態度が変化した人
- ●さまざまな問題を抱えている人
- ●サポートが十分に得られない人

　また、職場で自殺が起きた場合、職場全体に対するケアも必要です。自殺予防は、以下の3つの段階から成り立っているのですが、自殺が起きてしまった後のケアは、ポストベンションと呼ばれており、重要な対策です。

・自殺予防の3段階

プリベンション（prevention：事前対応）
原因を取り除いたり、教育をしたりすることによって自殺を予防すること

インターベンション（(Intervention：危機介入）
今まさに起きつつある自殺の危険に介入し、自殺を防ぐこと

ポストベンション（postvention：事後対応）
不幸にして自殺が生じてしまった場合に、遺された人々に及ぼす心理的影響を可能な限り少なくするための対策

　職場全体にポストベンションを行う際は、慌てずに速やかに対策を行いましょう。
　職場で責任のある立場の人やメンタルヘルス担当者が行うか、利害関係のないポストベンションについての経験豊富な専門家を呼んで実施したほうがよいでしょう。しかし、可能な限り早い段階でのケアが必要ですので、社内で行う場合も多いかもしれません。

職場で行うポストベンション

①関係者を集めてケアを行う
　できるだけ早い段階で関係者を集めて説明を行います。対象とする人々がそれを受け入れる準備ができているかどうかを検討してください。職場で同僚が自殺した場合には、葬儀が済むのを待ってもよいでしょう。ケアを行う際は、人数に気をつける必要があります。理想的には10人程度がよいでしょう。これ以上多くなってしまうと、ケアを行う側が関係者の反応を十分に把握できなくなる可能性が高くなるからです。大人数を扱わなければならない場合は、いくつかのグループに分けるといった工夫が必要になります。

②自殺について事実を中立的な立場で伝える
　社員が自殺したことは、衝撃的な問題であり、必死に隠そうとすることもあるかもし

れません。しかし、こうした事実はあっという間に広がるものであり、噂や憶測が広まるよりも事実を伝えたほうが賢明です。その際は、自殺が起きた事実を淡々と伝えるべきであり、故人を非難したり、逆に美化するような発言は控え、中立的な表現を行いましょう。

③率直な感情を表現する機会を設ける
　関係者の複雑な感情をありのままに表現する機会を設けることも必要です。何事もなかったかのようにふるまったり、時が過ぎることをただひたすら待つような対応は、お勧めできません。直後には何の問題もないように見えても、何年も経ってから心の問題が明らかになる場合もあります。自殺した人と関係のある人々が集まり、お互いの率直な気持ちを語り合って、分かち合うことが重要です。複雑な感情を自分だけが抱いているのではないということがわかるだけでも、負担が軽くなる場合もあります。

④知人の自殺を経験したときに起こり得る反応や症状を説明する
　知人の自殺を経験すると、さまざまな反応が生じます。しかし、一般の人はこうした症状が自分だけに起きている異常な反応だと考えて、誰にも相談できずに悩んでいることがあります。知人の自殺を経験した後に生じる可能性のあるうつ状態、不安障害、急性ストレス障害、PTSD（心的外傷後ストレス障害）などの症状を具体的に挙げて、わかりやすい言葉で説明をしておくと、必要以上に不安になることを防ぐことができます。

⑤専門家によるケアを希望する人にはその機会を与える
　個別に専門家によるケアを希望する人には、可能な限り早い段階で専門家を紹介するなど協力を求めていきましょう。
　この相談者は、自殺という普段あまり関わりのない問題に直面し、誰にも相談できずに問題を抱えてしまっています。回答にも書いたように人事担当者として十分に対応されているのですが、それでも死を目の前にすると、後悔の念が強くわくものです。それほど人の死はインパクトのある事柄です。

【1．自殺に関する事例総説】

自殺防止と医療機関への橋渡し

　一言に自殺に関するメール相談といっても、内容は幅が広く、その程度も多岐にわたります。自殺したい、死にたいといった直接的に表現されているものから、死ぬ勇気はないけれども生きていてよいのかという生きることを問うもの、そして、なんとか生きようと思うけれど、自分の力だけではどのような気持ちで生きていけばよいのかわからず、生き続けるきっかけをメール相談に求めてくるものなど少しずつ意味合いが異なります。しかし、多少の意味合いの違いはあるにせよ、すべての希死念慮があるメールに関しては慎重に対応し、まずは自殺を止めることを目的に返信をしています。また、確かに扱いは慎重で労力を使いますが、このメール相談の利点が大いに生かされるのは希死念慮に関するものだと思います。

　繰り返しになりますが、このメール相談の大きな役割は、返信によって自殺を防止するという緊急対応的役割そして、医療機関受診への橋渡しをするという2点に集約されています。これらは、非常に大きな役割であり、この2つが可能になればほぼメール相談の役割を果たしたといっても過言ではないかもしれません。自殺を考えている多くの人が、最後の救いを他人に求めています。本来であれば、一番身近な人、そして死を止めてもらいたい人に救いを求めますが、そうした人物がいないからこそ死にたくなることも多く、このメール相談が最後の砦のような存在である場合があります。そうした思いを真剣に受け止めることを念頭におくことが、メール相談に対応する基本姿勢です。

支援者側も一人で悩まず相談を

　こうした自殺念慮がある本人以外に、周囲の人からも自殺対応に関する相談が多く見られます。自殺願望を打ち明けられた人などへの対応や、メンタルヘルス支援者から自殺未遂などの緊急対応に関するものも寄せられています。さらには、不幸にして自殺者が出てしまった後のケアなどについての相談もあります。これらの相談に関しては、やはり自殺を止めるといった基本的対応から、入院措置も含めた緊急対応の基本を簡単に紹介することにしています。ただし、どのケースにおいても基本的には、主治医がいれば主治医の指示を仰ぐことが大前提であるというアドバイスをしています。

　さらに、周囲や支援者側には、自分自身のケアも大切にすることを伝えます。自殺という重い問題に関わる支援側のストレスを考えて、一人で悩まずに必ず誰かに相談すること、ストレス解消をすることなどを忘れないことが必要です。

　自殺予防は、1次予防（プリベンション）から3次予防（ポストベンション）で成り立っていますが、まさにこのメール相談でその3つの予防が可能になっていると考えられます。

2. ストレスマネジメントを勧めた事例

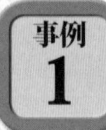

事例1 すべてに対して気力が出ない男性会社員の事例

（相談者：男性　20代　一般職）
メールタイトル：「なんとなく……」

相談メール①

○月9日　PM12：32

　最近、疲れやすいというかストレスに弱くなってきた気がして、先生にアドバイスをいただこうと思ってメールしました。このところ、仕事や彼女との問題などで嫌なことがあると、頭痛がひどくなります。一人暮らしをしているせいもありますが、生活も投げやりな感じになってきて、食事はコンビニの弁当のローテーションかスナック菓子で済ますことがほとんどです。休日も夕方近くまで寝てしまい、暗くなってきて後悔の気持ちで起きる感じです。そのせいか、体力も落ちたし、なんというか全体的に気力が出ません。入社3年目ですが、会社も特に入りたいところではなかったし、仕事もつまりません。まぁ、仕方ないというか、こんなもんかなぁと思っていますが、一方で張り合いがなくこのままでいいのかなとも思います。自分でも何を相談したいのかよくわからなくなってきてしまいましたが、とにかく、一つでもいいので救いのアドバイスをください。

回答メール①

○月9日　PM15：40

　メール拝見しました。お困りの様子、とてもよく伝わってきました。実際に診ていないので、正確なことはいえませんが大体の状況は把握できました。

　あなたの場合、生活全般に気力がわかず、嫌なことがあると頭痛が起きるなどの症状があるようですね。こうした状況が続くと心配なものの、まだ、うつ状態などには陥っていないようです。

　このような状況の場合、自分自身でストレス対策を行うことが有効と考えられます。ストレス対策の基本は、"気づきとセルフコントロール"ですが、あなたの場合、自分自身でいろいろお気づきになっているので、その意味ではストレス対策が立てやすいのではないかと思います。

　例えば、ご自身が気にしている食生活や起床時間など基本的なライフスタイルが乱れていることも、ストレス状態を悪化させます。こうしたライフスタイルを整え、健康的なものにすると気分が上向いてくることもあります。具体的には、運動習慣を日常的に持つこと、早起き習慣を身につけること、食事をきちんとそして楽しく食べること、睡眠を十分にとることなどが大切です。ぜひ、今日からでも始めてみてください。

　ライフスタイルを整えると、考え方を少し前向きに変えることができるようになるかもしれません。今の会社や仕事も希望されたものではなかったようですが、いくら悔やんでも過去と他人は変えられません。でも、今とこれからの自分を変える

ことはできます。どうぞ自分を信じ、仲間を信じ、未来を信じてこれからの日々を過ごしてください。

相談メール②　○月10日　PM11:55

アドバイスをどうもありがとうございました。生活を変えることは、少し考えていたことでした。すぐに変えられるかどうかわかりませんが、自分でもこのまま腐っていくのはどうかと思っていたので、良いタイミングで先生のアドバイスをもらえたと思います。

仕事に関しては、今の世の中を恨むところもあり複雑な思いですが、いまさらですね。愚痴ってばかりいると、彼女にも愛想を尽かされるのでいい加減自分を変えてみようと思います。ただ、自分はそんなに意思も強くないし、またダメになりそうだったらメールしてもいいでしょうか。

回答メール②　○月11日　AM8:00

メール拝見しました。もちろん、いつでもメールしてください。誰かにサポートを素直に頼めることもあなたの良いところだと思います。自分をもっと信じてこれからも頑張ってください。

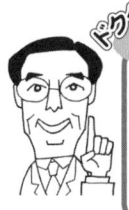

ドクター山本の対応のポイント

- ストレス反応は誰にでも生じるもの
- 気づきとセルフコントロールがカギ
- ライフスタイルの見直しから始めてみる

解説と対策

仕事に張り合いがないことなどから、生活全般にわたって気力が失われているケースです。頭痛などのストレス反応も出てはいますが、自分でそのことに気がつき、なんとか対応しようとしていることからストレス対策が有効と考えられます。このように一刻を争うような重大な症状が出ているわけではありませんが、ストレスや疲労が見られるケースの場合は、相談者にストレスへの気づきを促し、セルフコントロールを積極的に行う後押しをしています。

ストレスを理解する

ストレスを正しく理解するためには、ストレスモデルを使って説明するとわかりやすいでしょう。ここでは、米国立労働安全衛生研究所（NIOSH）の職業性ストレスモデルを次頁に紹介します。この図は、ストレス要因によりストレス反応が生じ、その時々の状況に応じて疾病に至るという仕組みになっています。つまり、仕事上などのさまざまなストレス要因によって心理的負荷がかかると何らかのストレス反応が生じます。その

ストレス要因が強く長く続くとき、また、ストレス要因が重なり個人のストレス耐性を超えたときに、何らかの健康障害が発症するという理論です。

　大切なことは、何らかの健康障害が発症してしまう前に、食い止めることです。そのためには、ストレス対処を行って、ストレス反応を弱める必要があります。ストレスの要因をなくすことができればよいのですが、特に仕事の問題などは、個人の力ではどうにもならない場合もあるため、ストレス要因そのものに焦点をあてるのではなく、ストレス対処などに焦点をあてることがポイントです。

ライフスタイルに焦点をあてる

　特に、私がお勧めしているのが、ライフスタイルに注目したものです。運動、食事、睡眠、仕事、休息は人間の生活の基本5本柱であり、これらは個人の心がけや努力で改善が可能になります（**右表**）。また、サポーター（支援者）を増やすことも有益です。

　この相談者は、昨今の就職難などの状況で、希望した会社や仕事につけず、あきらめのような感情も見られますが、その中でもなんとかしたいという気持ちも見受けられます。サポーターを増やし、自信をつけていくことで、頑張れる可能性もありそうなことから、支持的な姿勢で対応しています。

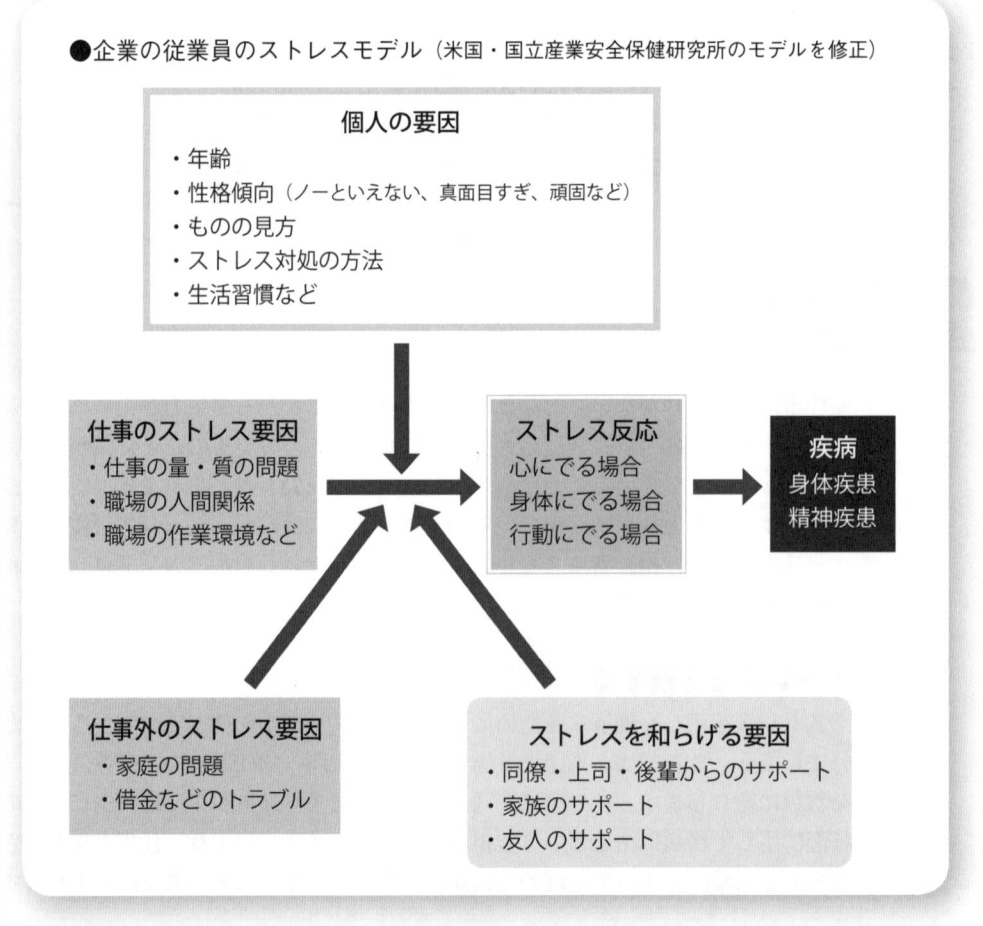

●企業の従業員のストレスモデル（米国・国立産業安全保健研究所のモデルを修正）

個人の要因
- 年齢
- 性格傾向（ノーといえない、真面目すぎ、頑固など）
- ものの見方
- ストレス対処の方法
- 生活習慣など

仕事のストレス要因
- 仕事の量・質の問題
- 職場の人間関係
- 職場の作業環境など

ストレス反応
心にでる場合
身体にでる場合
行動にでる場合

疾病
身体疾患
精神疾患

仕事外のストレス要因
- 家庭の問題
- 借金などのトラブル

ストレスを和らげる要因
- 同僚・上司・後輩からのサポート
- 家族のサポート
- 友人のサポート

表　ライフスタイルチェック表

「一日決算主義」の生活のすすめ
毎日〈5要素〉をきちんととっていますか？
ライフスタイルのチェックをしてみましょう。

〈運動〉
- ☐ 1日15分、仕事から離れていい汗をかく
- ☐ 無理はせず、マイペースで運動をする
- ☐ 競技ではなく、楽しみながら運動をする

〈労働〉
- ☐ 仕事に意義や、やりがいを感じる
- ☐ 働きすぎになっていない
- ☐ 職場での人間関係がうまくいっている

〈睡眠〉
- ☐ 寝つきがよい
- ☐ 自分に合った十分な睡眠時間をとっている
- ☐ 早寝早起きの習慣ができている

〈休息〉
- ☐ 仕事の合間に定期的に休む時間をつくる
- ☐ 昼休みをしっかりとる
- ☐ 1日の中で、ゆったりとくつろげる時間がある

〈食事〉
- ☐ 1日3食、規則正しく食べる
- ☐ ゆっくりよく噛んで食べる
- ☐ バランスのよい食事をとる

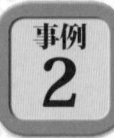

事例2 転勤後の上司との人間関係に悩み、疲労が見られる事例

（相談者：女性　30代　事務職、一般職）
メールタイトル：「何かアドバイスをください」

相談メール①　○月26日　PM9：29

　はじめまして。私は30代前半の女性です。運輸関係の会社に勤めて15年目になります。今年の4月から関東圏の中規模支店にいます。5年ほど前に突然、転勤になり、その後も3度転勤させられました。そもそも私のような事務職の場合、転勤自体が少ないですし、お客さんにも慣れて信頼関係が築けてきたなと思うたびに転勤になるため、どうして私ばかり転勤させられるのか？という憤りを感じていました。でも、私なりに異動は私自身の成長になると考え、着任先でも頑張って人間関係を築き、これまでは楽しくやってきました。

　しかし、今年の4月、最初の転勤先へまた転勤になりました。そこでの直属の上司との人間関係に悩んでいます。事の発端は、決算期の忙しい時期にお客様がらみの失敗をしてしまったときに、「もう仕事しなくていい！！」と捨て台詞を吐かれ、手から書類を奪い取られたことです。言葉にはできないほどのショックでした。地道に頑張っていこうと自分を奮い立たせようとしていた矢先でした。上司も忙しくて大変なときだったのでしょうが、この一言がショックで、仕事へのやる気をなくし、何をするのにも自信がなくなってしまいました。休日も家にこもっていることが多くなり、人と会うのがすごく嫌です。私を叱責した上司は、仕事はできるほうですが気分に左右される人で、機嫌が悪いと八つ当たりをされるので一日中びくびくしています。以前いた支社の上司や友人にも状況を聞いてもらったり、少なくとも会社を出たら仕事のことは忘れようと思いはするのですが、なかなかうまくいきません。何か良いアドバイスをください。

回答メール①　○月27日　PM12：29

　メール拝見しました。おつらいご様子、伝わってきます。上司にいわれたこと（その行動も含め）かなりきつかったのですね。

　あなたも分析しているように多分、上司もそのとき、忙しくて大変な状況だったのでしょう。人間、ストレス状況にあると、他人のことをあまり気にしない言動をしてしまいますね。

　私も時々同じようなストレスに悩むことがあります。そんなときに、私の愚痴を聞いてくれる仲間がいることですごく救われています。あなたの場合、職場の上司との人間関係に悩み、さまざまなストレス症状が起きているようです。このメール相談でもいいですし、電話相談でもよいでしょう。いや、ぜひ、職場の中にあなたのお話を聞いてくれる人をたくさん見つけてください。今まで困難な状況の中でも人間関係を切り開いてこられたあなたなら必ずできます。

　また、あなたもおっしゃっていますが、会社を一歩出たら仕事のことはなるべく忘れて、思い切り自分の時間を楽しむことも必要です。いわゆるオンとオフの切り替

えです。自分に合ったストレス解消法を実践することでストレス症状は軽快します。

一度しかない人生です、自分を信じ、仲間を信じ、将来の幸せを信じて、今の職場で頑張ってください。

〈1ヵ月後〉

相談メール②

○月30日　PM11：38

こんばんは。職場の人間関係の悩みについてアドバイスをいただきありがとうございました。返信いただいたメールの中で「〜上司もストレスがたまっていたのでしょう」という言葉にハッとさせられました。

上司が忙しいことは理解していたつもりでしたが、改めて「そうか、上司も同じ人間なんだもんね。責任も私と比べれば何十倍だし、ストレスもたまるよね……」と目からうろこが落ちました。なんだかんだいって私は、自分のことしか考えていませんでした。

また、先生の「あなたならできます」という言葉で自信を少し取り戻すことができました。

現在は、笑顔を取り戻し、仕事も頑張れるようになりました。最近、会社帰りにヨガに行ったり、スポーツクラブでエアロビクスをするようにしました。すっごく気分爽快です。こんなことなら前から始めていたらと後悔しているほどです。

本当にありがとうございました。9月に入って厳しい残暑が続いていますが、どうかお体にお気をつけてください。

回答メール②

○月31日　PM12：55

とてもうれしいメールありがとうございます。お役に立ててとてもうれしいです。その調子で日々の生活を送ってください。

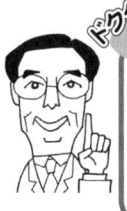

ドクター山本の対応のポイント

- うつ状態のときは専門医の受診を
- オンとオフの切り替えを
- まずは自分でストレス対策を

解説と対策

積極的にストレス対策を

ストレス時代といわれる現代において、仕事のストレスをはじめとしたさまざまなストレスが原因となり、ストレス状態に陥ることがあります。

この相談メール①の「仕事へのやる気をなくし、何をするのにも自信がなくなってしまいました。休日も家にこもっていることが多くなり、人と会うのがすごくいやです」のところだけに注目すると、相談者の精神状態が「うつ状態」※にあるように思われま

す。ですから、基本的な返信としては「うつ状態」が疑われますので専門医を受診してください というのが一般的な回答となります。しかし、私は、相談者が、異動を自分の成長と捉えて今まで自分なりに頑張ってきたことや、気持の切り替えをなんとか試みようとしていることなどの健康的な部分に着目し、クリニックを受診する前に、まずはストレス対処を行うことを勧めました。

　誰もが日々の生活の中でストレスを感じるものですが、ある程度の適度なストレスであれば、健康な生活を送るための基本的エネルギーになると考えられます。ストレス博士のハンス・セリエ※によれば、ストレスは「人生のスパイス」と呼ぶことができるそうです。ストレスの仕組みについて簡単に説明すると、身体にストレスが加わると、ストレスがどのようなものであっても身体には一連のある反応が起こることがわかっており、これを「全身適応症候群」と呼んでいます。

全身適応症候群とは

　「全身適応症候群」は、"警告反応期"、"抵抗期"、"疲弊期"の３つに分かれます（右図）。"警告反応期"は、ストレスに対するショック反応と、それから回復する過程です。ストレスを感じると、まず血圧、体温、血糖値などが変化し、次にそれに対抗するように副腎皮質や胸腺などの活動が活発になります。"抵抗期"では、ストレスに身体が慣れ、見かけ上安定している時期です。人間の身体は優れた適応能力を持っており、たいていのストレスには何らかの形で適応することができます。

　しかし、それにも限度があります。続く"疲弊期"では、身体が適応能力を失い、"警告期"の前半のショック反応と同様の変化を起こします。"疲弊期"の最終的な結末は死だと考えてよいでしょう。

無理しがちな抵抗期

　このプロセスの中で注目すべきは、"抵抗期"です。"抵抗期"は、一時的にストレッサーに対して抵抗力がつく時期です。苦しい状況を乗り越えた時期で、身体のつらさなども一時的に感じなくなるため、かえって無理をしがちです。しかし、実のところは、無理に状況に適応しようとしている時期ですから、気がつかないうちに相当のエネルギーを使っています。最初の苦しい時期を乗り越えたかなと思って、油断をしがちなこの時期こそが、気をつけなければならない時期です。この時期に、エネルギーを使いすぎてしまうと、耐えきれずに疲弊してしまいます。自分が落とし穴であることに気がつき、無理をしないことが必要です。この時期にストレスを減らすことによって、疲弊して病気になることから免れることができます。

　さて、この相談者ですが、前述のように相談者のストレス反応は、必ずしも病的なものではなく正常な段階の反応であることを告げました。そして、１ヵ月後のメールから、相談者の健全さを再確認することができました。１ヵ月間で、相談者は自分に合った適切なストレス対処法を見つけて実行することで、健康的な力を取り戻したようです。相談者からの「９月に入って残暑が続いていますが、どうかお体にお気をつけください」という言葉に私は感激しました。

● 全身適応症候群

・ストレスの段階

警告期
・ストレスを感じてはいるが、ほとんど症状がない段階
・本人はちょっと疲れ気味と認識している場合が多い

抵抗期
・ストレスがたまり、心身が抵抗を続ける段階
・精神的に落ちつかなかったり、疲れに耐えてがんばろうとする

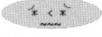

疲弊期
・重いストレスに負けて疲れ切り、心の病気にかかりやすい状態になっている段階
・心身ともにエネルギーがなくなっている

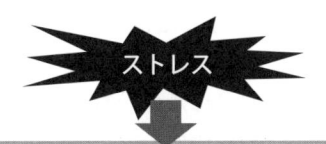

・ストレス反応

ストレス
↓
ストレス反応

★情動変化
不安、怒り、失望、恐怖など

★行動変化
落ち着きなく動き回るタバコ、酒量の増加など

★身体変化
動悸、冷や汗、ふるえ息苦しさなど

心身症
胃潰瘍、十二指腸潰瘍など、ストレスが身体の病気となって現れる。

神経症
ストレスが不安という形をとって、心身をむしばんでいく。日常生活に支障をきたす。

うつ病
気分が暗く落ち込み、生きていく気力がなくなってしまう。

※キーワード

1. うつ状態

　うつ状態とは、抑うつ気分、興味・喜びの喪失、活力の減退による易疲労感の増大や活動性の減少に悩まされる状態です。一般的には、集中力と注意力の減退、自己評価の低下、睡眠障害、食欲不振、全身倦怠感などの身体症状も伴います。これらの症状が２週間以上続き、日内変動（朝気分が悪く、夕方になると比較的良い）があること、抗うつ剤が効きやすいことなどの特徴を持ち、生活機能に障害を呈している場合は、うつ病と判断されます。

2. ハンス・セリエ

　カナダ人の生理学者。ストレスを「外部環境からの刺激によって起こる歪みに対する非特異的反応」と考え、ストレッサーを「ストレスを引き起こす外部環境からの刺激」と定義するストレス学説を唱えました。生体がストレッサーを受けたとき、これらの刺激に適応しようとして生体に一定の反応が起こることを発見し、これを「適応症候群」とし、全身に起きる反応を全身適応症候群と名づけました。

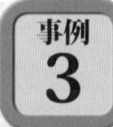

事例3 仕事が充実しているはずなのに、職場に行くのがつらくなった公務員の事例

(相談者：男性　30代　公務員)
メールタイトル：「ぜいたくといわれると思いますが……」

相談メール①　○月10日　PM10：11

30代の公務員です。相談しようか迷っていたのですが、思い切ってメールしました。

職場では若いほうなのですが、責任のある仕事を任されて毎日充実しています。誰からも羨ましがられています。自分でも楽しいと思います。それなのに、仕事から逃げたくてたまらないのです。朝、職場に行くのがつらくてやっとの思いで支度をしています。誰かに相談したいのですが"贅沢な悩み"といわれそうでいえません。本当は逃げたいのに、周りには仕事ができるように見えるのか、仕事は増えるばかりです。自分の気持ちに矛盾があってイライラします。体調も崩しています。

自分の考え方を変えればよいのでしょうか。アドバイスをお願いします。

回答メール①　○月11日　PM1：00

メール拝見しました。思い切って相談していただきうれしいです。

充実している毎日とのことですね。羨ましい限りです。その充実しているという気持ちは大事にしてくださいね。しかし、一方で、逃げたいという気持ちも現実だと思います。

一般的に、いわゆる"できる"人には、いい人が多いものです。ノーといえない人がオーバーワークになり、うつ状態に陥ることがよく起こるのです。ですから、無理をせずに少し疲れている自分の状態に気づき、その気持ちを正直に上司にお話し、少し仕事の負担を減らしてもらうことが必要と思います。うつになっている可能性もありますので、専門医（精神科医や心療内科医）に一度、きちんと診療してもらうこともいいかもしれません。

どうぞ、自分自身を信じ、仲間を信じるとともに、上司に今のちょっと逃げたくなっている正直な気持ちをさらけ出してご相談してみてください。きっといいアドバイスがもらえると思いますよ。

相談メール①　○月12日　AM0：20

返信ありがとうございます。聞いてくださる方がいたと感じただけで涙が出ました。自分が思っていた以上に疲れていたことに気がつきました。ご相談してよかったです。どうもありがとうございました。

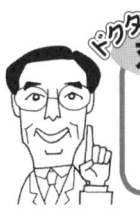

ドクター山本の対応のポイント

- まずは疲れた自分に気づくこと
- ソーシャルサポートの活用でストレスの軽減を

解説と対策

疲れている自分に気づく

相談者は、仕事は充実しているのに、現実から逃げたくてたまらないという矛盾した気持ちを抱えています。充実していると感じる気持ちを大事にしてほしいと伝えることにより、ポジティブな気持ちは尊重し支持する一方で、逃げたい気持ちも現実だと肯定しています。

メールで「本当は逃げたいのに、周りからは仕事ができるように見えるのか仕事は増えるばかりです」とあるように、相談者は許容量を超えた仕事量によって、心身の調子を崩すほどの疲労状態であることが想像できます。ただ、「疲れている自分」に気がついていないので「できる人にはいい人が多く、ノーといえない人がオーバーワークになり、その結果、うつ状態に陥ることがよくあるのです」と間接的な表現で伝えることで、相談者の気づきを促しています。その上で、うつ病の可能性を考慮し、専門医の診察を勧めています。

ソーシャルサポートはストレスを減らす

また、文面からも相談することが苦手であることが推察できるため、上司に相談することを勧め、身近なサポーターが増えるように推奨しています。なお、ストレスの軽減にはソーシャルサポートの効果が期待できます。

ソーシャルサポートとは、社会的な支援という意味で、自分の社交の範囲内で受けることができるサポートのことです。その内容としては、経済的な支えや、仕事を分担してくれるといった人的な支えのような物理的な支援と、困っているときに相談にのってもらったり、アドバイスをもらったりすることができる心理的な支援に分けることができます。たとえ困難な問題（ストレッサー）に直面することがあっても、身近に相談ができる上司や同僚がいてアドバイスをもらうことができたり、アドバイスはもらうことができなくても話を聴いてもらえるだけで心が軽くなることがあります。

このようにメンタルヘルスにおいては、ソーシャルサポートの力を非常に重視しています。職業性ストレスに関する各種研究でも、ソーシャルサポートの力が職業性のストレスを減らすのに非常に有効であることが明らかになっています。逆に、これらの支援がなく孤立した状況では同じ程度のストレッサーに直面してもストレスに対する反応は強くなり、病気になる可能性が増えることが知られています。

サポートへの期待感も重要

ソーシャルサポートを普段から増やしておくことはもちろん大事ですが、その他に「サポートネットワークの広さ」や「サポートを受けることへの期待感」も重要です。「サ

ポートネットワークの広さ」とは、どれだけの領域の人がどのくらいサポートをしてくれるのか、そしてその人達とどれだけ上手に付き合えているのかということです。また、「サポートを受けることへの期待感」とは、実際にサポートを受けられるかということよりも、サポートを受けられるのだという期待がどれだけあるのかということです。つまり、困ったときに自分には頼れる存在があるのだということ自体が、ストレス反応を小さくするということです。

　さて、この事例のように仕事を任されることは、仕事への充実感や、やりがいにつながりますが、それが許容量を超えると過重労働やうつにつながる危険性もあります。仕事に対する充実感が大きいほど、過重労働に気づきにくくなるのかもしれません。自らの疲労感等に気づき、それを認めることがうつ病予防の第一歩となります。

- **ソーシャルサポートネットワーク**

手段的支援ネットワーク

（1）経済的に困っているとき、頼りになる人

（2）あなたが病気で寝込んだときに、身の回りの世話をしてくれる人

（3）引越しをしなければならなくなった時、手伝ってくれる人

（4）わからないことがあるとよく教えてくれる人

（5）家事をやってくれたり、手伝ってくれる人

情緒的支援ネットワーク

（1）会うと心が落ち着き安心できる人

（2）気持ちの通じあう人

（3）つね日頃あなたの気持ちを敏感に察してくれる人

（4）あなたを、日頃認め評価してくれる人

（5）あなたを信じてあなたの思うようにさせてくれる人

（6）あなたの喜びをわがことのように喜んでくれる人

（7）個人的な気持ちや秘密を打ち明けることのできる人

（8）お互いの考えや将来のことなどを話し合うことのできる人

出典：宗像による　長谷川浩、宗像恒次『行動科学と医療』弘文堂．1991．

2-2 ストレスマネジメントを勧めた事例

事例 4 仕事の適性問題から具合が悪くなった銀行員の事例

（相談者：男性　40代　事務職、中間管理職）
メールタイトル：「すべて行き詰ってしまいました」

相談メール①

○月11日　AM1：40

　40代の銀行員です。数ヵ月前から朝、起きると頭が重いので困っています。肩こりもひどく、時には吐き気をもよおすことさえあります。朝の通勤電車では、胸がむかつき途中で降りてしまい、遅刻することもしばしばです。

　9ヵ月前に、某地方支店の人事係長から、東京本店の人事課長に抜擢されて異動しました。本店での職務は、労働組合との折衝が主です。組合からの突き上げがひどく、さまざまな要求を聞かされるのですが、権限は私にはほとんどなく自分では回答ができません。

　ゴルフが趣味で、支店時代は地方でプレー費も安かったので、同僚ともしょっちゅう楽しんでいました。しかし、最近ではそんな気も起こりません。東京はプレー費も高いですし、本店は皆がライバルというような雰囲気で、なかなか気軽にゴルフを楽しめるような人間関係も築けません。それに、仕事もろくにできない状況なのにゴルフなんかして楽しんでいてよいのかという気持ちもあります。逃げているみたいで自分自身として許せないという思いもあります。

　私自身は、今のように折衝業務がメインの仕事は苦手だと思っています。そのことでストレスがたまっているのかもしれません。退社後も、本店の人事にいると思うと、気楽に愚痴をこぼすこともできず、疲れてしまっています。すべてが行き詰ってしまったような気分でいます。どうすればよいでしょうか。

回答メール①

○月11日　AM8：20

　メール拝見しました。おつらい様子伝わってきます。東京本店への抜擢は、今までのあなたの真面目な働きぶりが評価されたのでしょう。おめでとうございます。ただ、ご自分でもお気づきのようですが、現在の仕事である労働組合との折衝などが負担になっているようですね。あなたに権限がないことも、ストレスの大きな原因となっていると思います。

　そうしたストレスが心身にさまざまな影響を及ぼしているのかもしれません。このままでは心配ですので、ぜひ一度、会社の産業医に相談してみてください。場合によっては、あなたの職務適性や意向を配慮して配置転換してもらうことも可能です。また、うつ病にかかっている可能性もありますので、専門医（精神科医や心療内科医）に一度、きちんと診療してもらうこともいいかもしれません。

　支店時代は、仕事も一生懸命されると同時に、支店の仲間とゴルフをして上手にストレス解消をされていたようですね。そうしたストレス解消は、仕事の壁を乗り越えていくうえでとても大切です。ゴルフをして楽しむことに自責感を覚えていらっしゃるようですが、そのように考える必要はまったくありません。むしろ、仕事を頑張るためにもゴルフや、好きなことをすることが必要なのです。今後も何か

他のストレス解消法も見つけて仕事以外の時間も楽しめるようになるとよいですね。
　また、相談できる存在が身近にいることも心の健康にはとても大事です。どうぞ、自分自身を信じ、仲間を信じるとともに、今の気持ちを身近な方にさらけ出してご相談してみてください。きっといいアドバイスがもらえると思いますよ。

相談メール②

○月11日　PM11：33
　返信ありがとうございます。本店への抜擢人事なのに、今まで築きあげてきた仕事への自信がどんどんなくなっていくのを感じてつらい毎日でした。誰にも相談できない中、メールで相談ができてほっとしました。本店にいるということで気負いすぎてしまったのかもしれません。自分でも心を少し開いて、上司にも相談してみようと思います。
　ゴルフも、仕事を頑張るために必要なものと考えると少し気持ちが楽になります。どうも、本来は楽しむことが苦手なので、遊び＝怠けているという発想がどこかにあるのだと思います。どうもありがとうございました。

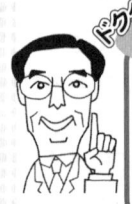

ドクター山本の対応のポイント

- 一人で解決するより、誰かに相談すること
- 仕事を頑張るためにも積極的にストレス解消を
- 仕事の適性や裁量権に関しては相談が必要

解説と対策

仕事の適性問題

　本店への抜擢異動という昇進ながら、仕事への適性の問題や本店での生活環境にプレッシャーを感じ、心身への影響が及んでいるケースです。こうした事例の場合、本人自身の問題だけにフォーカスするのではなく、職場の管理者や人事労務スタッフなどの協力が大きな鍵を握ります。
　また、メールの中にもありますが、権限が与えられていないことも大きなストレスの原因になります。仕事の量が多かったり、質が高い大変な仕事を抱えている場合でも、権限が与えられており、裁量がある場合は、それほどストレスにならないことがわかっています。また反対に、裁量がない場合は、非常なストレスになるといわれています。こうしたことも、管理者の判断にかかることでしょう。
　また、仕事一辺倒にならずにストレス解消法を持つことはどのような場合においても大切です。元気で仕事をするためにも、仕事以外の何かを見つけることが誰にとっても必要になってくるでしょう。

ストレス対処方法はさまざま

なお、ストレス対処の仕方にはいろいろな方法があります（**下表**）。問題が起きたときに、直接的な解決を図るなど、積極的な対処方法で問題と向き合えることはとても良いことです。しかし、いつもこうした対処方法をとる必要はありません。問題によっては、少し距離や時間を空けたほうが結果的に良いこともあります。

また、いつも一人で解決しようとするのではなく、誰かに相談できることも大切な能力の一つでしょう。時・場所・状況にあわせて対処法を選ぶことができるようになりましょう。

この相談者も、明確には書かれていませんが、問題から離れることを悪いことだと感じていたり、ストレス解消をすることに後ろめたさを覚えているようです。しかし、ストレス解消を行うことは元気に仕事を行うためにも必要なことであり、むしろ積極的に行うように勧めています。

表　職場ストレス・スケールにおけるコーピング尺度の内容

尺度名	項目内容（例）
積極的な問題解決	問題をひとつひとつ片付けた その状況について、さらに調べた
問題から離れる	しばらくの間、その問題から遠ざかった 楽しくなるようなことを空想した
他者からの援助を求める	似た経験をもつ人に相談した 家族や友人に打ち明けた
諦め	その状況をあるがままに受け入れた この状況は変えられないと思った
行動・感情の抑制	感情を抑えるようにした 早まった行動をとらないようにした

出典：朝倉心理学講座19「ストレスと健康の心理学」小杉正太郎編　朝倉書店．2006．

【2．ストレスマネジメントを勧めた事例総説】

気づきとセルフコントロール

　ストレス社会といわれる現代社会では、ストレスといかに上手に付き合うかが日常生活を快適に過ごせるポイントとなります。ストレスをまったくのゼロにすることは困難なため、ストレスに気がついたら、必要以上にためずに適切に処理したり、解消をすることによって、ストレス反応を正常なものにとどめることが可能になります。ストレス対処は"気づきとセルフコントロール"といえるでしょう。

　ストレス対処は、4つのケアの基本となる"セルフケア"の中でももっとも基礎的な考え方であり、誰にでも必要となるものです。多くの勤労者がストレスを抱えながらもライフスタイルを整え、適切なストレス対処を行うことで日々のストレス状態を悪化させずに過ごすことができます。

　しかし、ストレスは知らないうちにたまり、多くの場合、身体や精神などに何か症状が現れてからでないと気がつかないことがあります。したがって、自分のストレス状態にはっきりと気がついていない相談者に対して、返信によって気づきを促しています。適切なストレス対処を行うことによって、状態が改善することも多く、メール相談が生かされる事例だと思います。

変えられるものを変える

　ストレスの原因となる多くは、自分の力で変えることのできないものが多いため、原因そのものに焦点をあてずに、変えることのできることに焦点をあてることが必要となります。それがライフスタイルの改善であったり、各種のストレス対処法を積極的に行うことになります。

　さらに、困ったときにサポートしてくれる資源があれば、ストレスの影響を最小限に食い止められます。このように変えられないものではなく変えられるものに注目してメンタルヘルスを考えていくとよいでしょう。

　しかし、特に、職場の環境に関するストレスなどは個人の力だけでは改善できるレベルのものではありません。こうした場合は、労働者だけではなく、管理監督者による職場改善が必要となります。管理監督者の方々は、職場環境改善を大切な役割と考えて積極的に行ってください。

生きがいや働きがいを持って働ける社会を作る

　さて、多くの方が、病気ではない＝健康という考え方をしていますが、それはあまりお勧めできない考え方です。私は、身体が健康であることに加えて、生きがいや働きがいを持って生活できていることが、真に健康であると考えています。私たちの目指すところはこうした生きがいや働きがいを持って元気に働ける社会を作ることです。病院の治療はいわゆる過去の原因や生活に目を向けたものですが、私が行っているメール相談では、過去を悔やむよりも"今とこれから"に目を向けた未来志向の考え方を反映させたものになっています。

3. うつ病に関する事例

事例1 うつ病かもしれないと悩む会社員の事例

(相談者:男性)
メールタイトル:「うつ病について」

相談メール①

○月13日　PM9:23

　誰に、どこに相談すればいいのかわからずにいました。名前も名乗らずに、メールすることをお許しください。病気なのか、自分の問題なのか、もし、病気であれば診察を受けたほうがよいのか、自分で判断できないため、相談させてください。

　おかしいと思う点は、この2ヵ月くらい、頭がぼーっとして考え事ができない、気持ちが落ちこんで、何もする気が起きない、なかなか眠れない、やっと眠れたと思うと途中で目が覚めてしまう、肩が凝って気持ち悪くなるときすらある、立ちくらみが起きる、仕事のことを考えると動悸が激しくなる、仕事や行動が遅くなった、など挙げれば切りがありません。

　環境としては、入社以来、初めての転勤と昇進があって生活環境が激変しました。睡眠時間も3時間くらいに減っています。

　私は、よくわからないのですが、この状況は、いわゆる、うつなのでしょうか。元気も出ず、仕事も進まず、生活も楽しくなく、どうすればよいかわからずにメールしています。良いアドバイスがあれば教えてください。

回答メール①

○月14日　AM8:11

　メール拝見いたしました。おつらい様子伝わってきます。実際に診療しているわけではないので正確なことはいえませんが、おそらくうつ病にかかっているのではないかと思います。

　あなたが、自覚しているさまざまな症状(頭がぼーっとして考え事ができない、気持ちが落ちこむ、何もする気が起きない、なかなか眠れないなど)といった症状は、うつ病にかかると現れることがあります。そのような状況がもう2ヵ月も続いているということですから、すぐにでもメンタルの専門医(精神科医や心療内科医)を受診してください。うつ病は、適切な治療(薬物、休養、環境調整)によって必ず治りますが、時間が経てば自然に良くなるという病気ではありません。必ず病院に行ってください。また、受診後の状況や調子等もメールでご連絡ください。

相談メール② ○月14日　AM11：59

　ありがとうございます。
　やはり、私はうつ病なのかもしれませんね。今日も、やっと朝起きて職場に来たものの、何もできずにパソコンの前で座っていました。今、先生のメールに気がつきました。すぐにでも病院に行ってみたいと思います。うつ病だとわかったら、このおかしさが、かえって納得できるような気がします。またメールさせていただきます。

回答メール② ○月14日　PM4：55

　メール拝見いたしました。ご連絡ありがとうございます。病院に行くことにされたようで安心いたしました。また病院に行かれたらご報告ください。

相談メール③ ○月22日　AM11：40

　1週間前ほどにメールしたものです。あれから近所の精神科に行ってきました。「うつ状態で1ヵ月程度の休養が必要」との診断を受けました。先生と話しているうちに不覚にも涙が出てきてしまいました。そのまま、診断書を持って上司に話してきました。会社を1ヵ月も休むことには抵抗がないといえば嘘になりますが、正直言って少し安心しました。休んだ当初はぐったりとしてしまいメールすら書くことができませんでした。今、1週間経ってパソコンを開けて先生にメールしないと、と思ってメールした次第です。また、ご連絡させていただきます。

回答メール③ ○月22日　PM5：30

　メール拝見しました。ご報告ありがとうございます。きちんと病院に行ってもらい私も安心しました。診断書を出してもらったということは、しばらく仕事から離れてゆっくり休んでくださいということです。今後も、主治医の先生と相談をして、あせらず、あきらめず、おこたらずの気持ちで治療を続けてください。必ずよくなります。また、いつでもメールをください。

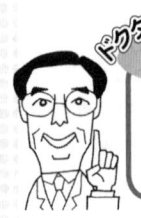

ドクター山本の対応のポイント
- うつは特殊な病気ではない
- しかし、自分がかかっていることに気づきにくい

解説と対策

うつ病とは

　うつ病は、簡単にいうと心のエネルギーが枯渇してしまった状態です。身体がだるく、疲れがとれないといったことや、何をするのにも気力が起きないということは人間誰しもあることでしょう。しかし、その状態が2週間以上続くようであれば、うつ病を疑う必要性があります（**表1**）。「うつ病は心の風邪」という言葉もありますが、WHO（世界保健機関）によれば、2020年にはうつ病は、心筋梗塞などの虚血性心疾患に次いで社会に負担を与える病気の第2位になると予想されており、決して特殊な病気ではありません。

うつ病の症状

　うつ病の主な症状としては、表2のようなものが挙げられます。近年、うつ病自体の認知度は世間で高まっていますが、盲点は、うつ病にかかっていることに本人自身が気がつきにくいという点です。なぜなら、病気の当初は、全身倦怠感や頭重感、食欲不振などの身体症状が表面に出ることが多く、本人はこうした身体症状を強く自覚するため心の病だと考えないからです。そのためメール相談では、うつ病の可能性を指摘し、医療機関への受診を促しています。

　また、一般的にですがうつ病にかかりやすい人は、真面目で几帳面な性格の方が多いのが特徴です。したがって、病院への受診を勧めると、きちんと勧めにしたがって対応してくれる人が多いので、メール相談でも病院に行くこと、そして、その後の報告をくれるように書きます。この相談者も、具合が悪い中でも、病院を受診し、その結果報告を返信してくれています。

表1　うつ病の診断基準（参考：DSM－Ⅳ※）

①抑うつ気分（気分の落ち込み、憂うつな気分など）
②意欲の低下（興味や喜びを感じられなくなる）
③食欲がなくなる、または増加（著しい体重変化）
④不眠、または睡眠過多
⑤イライラする、または言動が鈍くなる
⑥疲れやすく、気力がわかない
⑦無価値感、不適切な罪悪感
⑧思考や集中力の減退、決断できない
⑨死にたいとくりかえし思う

　以上の9項目の中で、①抑うつ気分、②意欲の低下のどちらか一つを必ず含む5項目以上の症状が同じ2週間の間に存在する場合は、うつ病の可能性が高いと考えられます。

表2 うつ病の症状

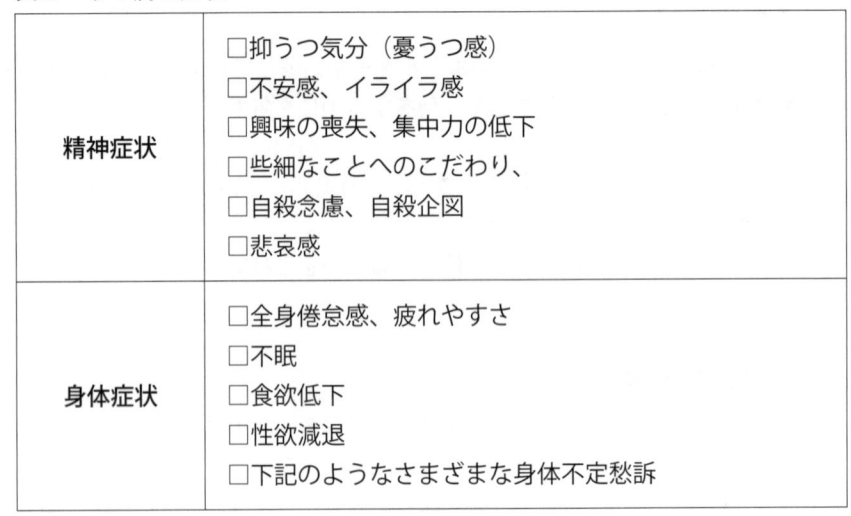

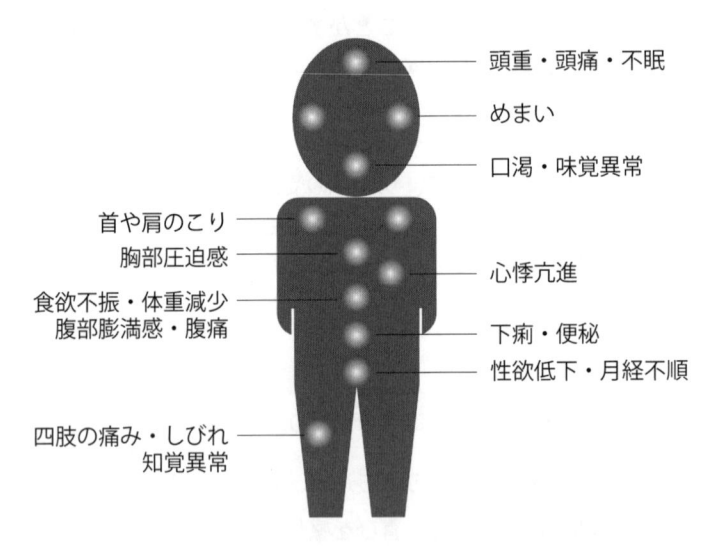

精神症状	□抑うつ気分（憂うつ感） □不安感、イライラ感 □興味の喪失、集中力の低下 □些細なことへのこだわり、 □自殺念慮、自殺企図 □悲哀感
身体症状	□全身倦怠感、疲れやすさ □不眠 □食欲低下 □性欲減退 □下記のようなさまざまな身体不定愁訴

- 頭重・頭痛・不眠
- めまい
- 口渇・味覚異常
- 首や肩のこり
- 胸部圧迫感
- 心悸亢進
- 食欲不振・体重減少
- 腹部膨満感・腹痛
- 下痢・便秘
- 性欲低下・月経不順
- 四肢の痛み・しびれ　知覚異常

※キーワード DSM-IV（ディーエスエム フォー）

「精神障害の診断と統計の手引き Diagnostic and Statistical Manual of Mental Disorders（DSM）」として、米国精神医学会 American Psychiatric Association（APA）により定められた診断指針です。米国だけではなく、全世界の精神科医療で幅広く使用されています。現在は第四版修正版（DSM-IV-TR）となっており、2013年5月に第五版（DSM-V）の発表が予定されています。世界保健機関（WHO）による疾病および関連保健問題の国際統計分類（ICD-10）とともに世界各国で用いられています。

2-3 うつ病に関する事例

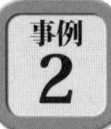

事例 2 仕事の不適応から眠れなくなっている会社員の事例

（相談者：男性　20代　一般職）
メールタイトル：「眠れません、自分でも変な感じです」

相談メール①

○月20日　PM9：05

　東京の○○関係の専門商社に勤めています。3ヵ月ほど前に、同じ課の5期上の女性が会社を辞めたのですが、補充の人員がなかなか決まらないため、その女性がやっていた仕事を一時的に引き継ぐことになりました。引き継いだ仕事は、事務的な仕事が多いのですが、量が多いし取引先と値段の交渉のような重要な仕事もあるので、正直自分では手が回りません。そもそも、自分が扱っている商品とは違う商品で得意先も違うので、掛け持ちは無理なのです。でも、業績悪化の中、まだ補充要員は決まっていません。その中で、先月、得意先への支払い期日をすっかり忘れ、伝票を切り忘れるミスをしてしまいました。取引金額が大きいので一日でも遅れると得意先も困りますし、うちも遅延金を払わなければならず痛手です。先月は、担当が変わったばかりということで、謝って許してもらったのですが、今月また同じミスをしてしまいました。得意先の担当者も怒り心頭ですし、社内の経理や財務からも突き上げられました。実は他にもミスをしてしまったので、上司からは「○○さん（辞めた5期上の女性）が築き上げた信頼を1ヵ月で落とすのか」、「たかが支払い業務ができなくてどうする。なめているのか。やる気があるのか」と、顔を合わすたびにいわれます。今日はさすがにつらくて休んでしまいました。

　実は、今月の頭ぐらいから夜中に目を覚ましてしまい、明け方まで眠れないことが多くなりました。寝つきも悪いのですが、そのときは、水割りを飲んで無理矢理寝てしまうのでなんとか眠れるのですが、途中で起きてしまうのが苦痛です。一度目を覚ますと、仕事のことをくよくよ考えたり、○○さんにできていたことが自分にはできないのかと思い、落ち込んでこの先が思いやられます。

　そのせいで午後の会議は眠くて仕方がありません。居眠りをしてしまったのをまた、上司に見られて……罵倒されました。最悪です。

　同僚からも馬鹿にされている気がします。また、自分の行動やコミュニケーションを自分でヘンに感じるときがあります。例えば、伝えないといけないことを伝えていないことがあり、トラブルのもとになっていたり、早口になって会話が成り立たなくなるなど……です。

　ぐちぐちとメールしましたが、結局、今聞きたいのは、自分はどこか根本的におかしくなっているのか、これ以上周囲に迷惑をかけないで済むにはどうすればいいのか、睡眠が上手にとれるように何かできないか、です。お願いします。

回答メール①

○月21日　AM06：00

　メール拝見しました。おつらい様子伝わってきます。実際に診ていないので、正確なことはいえませんが大体の状況は把握できます。メールからの印象ですが、今のあなたの状況は「うつ状態」、「不適応状態」にあると思われます。ご自分でも気づいておられますが、不眠、業務上のミスが増える、コミュニケーションがうまくとれないなど、さまざまな症状が現れています。新しい仕事にまだ慣れていないということもありますが、このような状況ではまず、「病気ではないか」と考えることが大切です。

　したがって、メンタルの専門医（精神科医、心療内科医）を受診し、適切な診断と治療を受けることが大切です。きちんと治療を受けることによって、今感じているつらさがとれ、きっと元通りに仕事ができるようになります。また、眠れずに飲酒をされているようですが、飲酒は今の症状を悪化させる可能性がありますので、この際、断酒しましょう。

　なお、あなたの上司は、あなたが病気の可能性があるということを認識していないようです。このような状況で、今のように叱責される状態が続くと、さらに精神的に追い込まれ、症状も悪化する可能性が高いでしょう。そうしたことを避けるためにも、早めにメンタルの専門医を受診して、専門医の意見を上司に伝えることが必要です。

相談メール②

○月22日　AM0：11

　了解しました。やっぱり精神的に少しやられてしまっているのですね。あと、アルコールをやめた方がいいというのは、今の自分にとってはキツイです。無理かもと思います。医者にいわれたからといってうちの上司がわかってくれるかわかりませんが、医者に行かないとなにも始まらなそうなので行こうかとは思います。

回答メール②

○月22日　PM12：49

　メール拝見しました。アルコールに頼らないときついと感じているということは、やはりあなたは今、通常の状態ではないと考えたほうがよいかもしれません。なお、働く人の健康管理の基本はセルフケアにあります。その第一は、メンタルヘルス不調のときは、自己判断ではなく、専門医を受診し、専門的なアドバイス（治療）を求めることです。そして、その指示に従うことが労働者の最低限の義務であり、権利でもあるのです。あなたも、これ以上周りに迷惑をかけたくないとおっしゃっていますから、そのためにも、今すべきことは病院を受診して医師の診断を受けることです。そして、なんらかの指示が出た場合は、ご本人、上司、そして職場全体としてその指示に従うことも必要なのです。あなたの上司もそのことをわかっているはずであり、決して医師の言葉を無視してあなたを無理に働かせたりすることはないと思います。どうぞ、早めに病院に行ってください。

ドクター山本の 対応のポイント

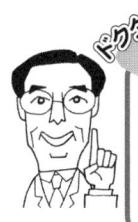

- 不眠はうつ病の可能性を示唆している
- 眠るための飲酒は、眠りが浅くなり逆効果
- 職場に迷惑をかけないためにも早期に医療機関を受診

解説と対策

うつ病と睡眠障害

慣れない仕事からミスが増え、上司からの叱責を受けてうつ状態に陥っていると思われる相談者の事例です。うつ病の症状がさまざまな点に現れているため、早めの病院受診を勧めています。この相談者は不眠を強く訴えていますが、各種の精神障害の症状として不眠が見られることはよくあることです。特にうつ病の場合は入眠困難、中途覚醒、早朝覚醒などの不眠症状が見られることがしばしばあり、また、うつ病には不眠が伴い、不眠の人はうつ病になるという相互関係も指摘されています（次頁の表）。眠ろうとしても、眠れない日々が続く、それがうつ病のサインになり得ます。不眠、うつ病、自殺は必ずしも延長線上にあるわけではありませんが、このサインに気がつくことで自殺へと向かう道筋の一つを初期段階でストップさせることができると考え、不眠の訴えにはうつ病の可能性を示唆し、専門医への受診を促しています。

アルコールは禁忌

また、不眠の症状が長期化した場合には、薬物治療が行われることが多いのですが、服薬に抵抗を示す人も多くいます。しかし、耐性がついて服用量が増えていくような睡眠薬は現在ではほぼ使われておらず、眠れずに飲酒するぐらいなら睡眠薬をきちんと使用した方が不眠の改善に役立つと考えられます。この相談者も、眠れないので水割りを飲んで寝るといっています。確かにアルコールは入眠をスムーズにする働きもありますが、中途覚醒を起こしやすいため、眠るために飲酒することはやめたほうがよいでしょう。また、うつ病にかかっている場合、アルコールは、うつを悪化させる可能性もあり、その意味でも不適切な飲酒は避けることが必要です。

表　睡眠障害の種類

入眠障害	寝つくのに普段より2時間以上かかる
中途覚醒	夜中に2回以上目が覚める
早朝覚醒	普段より2時間以上早く目が覚めてしまう
熟眠障害	朝起きたときぐっすり眠った感じが得られない

　日本睡眠学会によると、これらのいずれかが週2回以上、それが少なくとも1ヵ月継続、自ら苦痛を感じるか、社会生活または職業的機能が妨げられるといった項目をすべて満たすことと定義されている。

※キーワード　4つのケア

　「労働者の心の健康保持増進のための指針」において示されたメンタルヘルスケアのことで、労働者が自らのストレスに気付き予防対処する「セルフケア」、管理監督者が心の健康に関して職場環境等の改善や労働者に対する相談対応を行う「ラインによるケア」、事業場内の産業医等の産業保健スタッフ等が心の健康づくり対策を提言・推進し、労働者、管理監督者等を支援する「事業場内産業保健スタッフ等によるケア」、事業場外の機関および専門家を活用し、その支援を受ける「事業場外資源によるケア」のことを指します。メンタルヘルスケアは、この4つのケアが継続的かつ計画的に行われることが重要です。

2-3 うつ病に関する事例

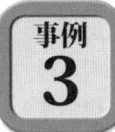

事例 3 長時間労働でうつ状態に陥っている婚約者との関係に悩む女性からの事例

（相談者：女性　派遣社員）
メールタイトル：「働きすぎの婚約者について」

相談メール①

○月5日　PM10：00

　初めてメールいたします。私の婚約者のことを相談させてください。よろしくお願いします。婚約者とは彼が学生の頃からもう9年ほどつきあっていて、昨年婚約し、今年の夏には結婚予定でした。ところが婚約した頃から、彼が異常なくらい忙しくなってしまいました。ちなみに婚約者は、IT企業に勤務するSEです。もともと不規則な業種だとはわかっていましたが、とにかく仕事の量が多くて、ほぼ毎日0時過ぎまで仕事をしています。土日も祝日も出勤することが多く、それでも仕事が終わらないことが多いようです。しかも先月は100時間近く残業していますが、超過勤務手当は8時間しか付けてはいけないと会社からいわれているようです。

　私は、派遣社員でデパートで働いているので、多少時間が不規則なところもありますが、彼に比べれば普通に生活しているので、なるべく彼のペースに合わせていましたが、あまりに生活がすれ違い、会ってもケンカばかりするようになり、結局、彼から「このままだとつらいから同棲はやめよう」といわれ、彼は同棲を解消して実家に戻ってしまいました。かろうじて婚約は解消していないものの、ほとんど音信不通です。

　夜電話をたまにするのですが、いつしても出てくれません。今はメールで連絡をとっているのですが、たまにくる返事は、「疲れた、眠れない、頭痛がする」といったネガティブな内容ばかりで嫌になります。私のことが単にうっとうしいのかもしれませんね。私はまだ別れるつもりはないのですが、先日彼から「別れよう」というメールが来てしまいました。婚約もした仲で、学生時代からもう10年近くつきあっているのに、そんな簡単なメールだけで別れたくなくて彼に会って一度話をしないと納得できないといいましたが、「もう会社も辞める。そんな身分も収入もあてにならない男といても仕方がないからお前も別の人と結婚してくれ」といわれて取り付くしまもない感じでした。

　私のことが面倒くさくなったのでしょうか、それとも疲れてしまって何も考えられないからなのでしょうか。そもそも、こんなになるまで働く意味ってあるのでしょうか。会社の対応にも疑問を持ってしまいます。

回答メール①

○月6日　AM8：00

　メール拝見いたしました。おつらい様子伝わってきます。また、婚約者の方の状態も心配です。実際に彼を診療したわけではないので正確なことはいえませんが、彼はうつ状態にあるようですので、きちんとメンタルの専門医の診断と診療を受ける必要があります。現在、実家に住んでいるとのことですので、ご家族からも医療機関を受診するように伝えていただくとよいでしょう。

　なお、うつ状態にあるときは、婚約解消や転職といった生活上の大きな決断をし

ないことが鉄則です。うつ状態にあるときは、自分に自信がなくなり、自責感等が強くなるといった症状が見られます。つまり、正常な判断力が鈍っていると考えられるため、大きな決断をすることは避けたほうがよいのです。治ったときに後悔することがほとんどです。婚約者がそうした話を持ち出しているようですが、「今は病気だから、病気が治ってからまた話をしましょう」というような形で先延ばしを提案してみてください。また、仕事に関しても簡単に今の会社を辞めてしまわないほうがよいのですが、あなたの婚約者の場合は、会社側の長時間労働の管理に問題があるようですので、これ以上、会社側が対応を改めないようであれば、主治医に診断書を書いてもらって休職をしたり、最悪の場合、辞めることも一つの手ではあります。あなたがおっしゃっている通り、異常なくらい働いて健康を害し、自殺を考えたり、過労から命を奪われることになってしまっては生きている意味がありません。

相談メール②

○月7日　PM10：05

先生、メールありがとうございました。そうですよね。仕事で命を奪われることは本末転倒ですよね。私はおかしいことをいってないですよね。少し安心しました。またメールさせてください。

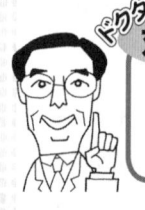

ドクター山本の対応のポイント

- うつ状態のときは大きな決断を控える
- 長時間労働などの問題は、個人での解決が困難

解説と対策

過重労働対策

過酷な長時間労働により疲弊が見られる婚約者に関する相談です。この相談対象者の場合、あくまで婚約者の話からですが、ストレスの段階でいえば完全に疲弊期の段階であることが推察され、うつ状態にある可能性が高いと考えられます。この段階まで進むと、個人的にストレス対策を行うレベルでは状態は改善できません。職場による環境の改善が必須となります。

なお、残業を命ずるには、いわゆる三六（サブロク）協定※（労働基準法36条において締結を求められている協定のことです）を会社と従業員の代表とが締結し、これを労働基準監督署に届け出ることが絶対に必要です。もし、会社が三六協定を締結せずに、違法に長時間の残業を命じている場合には、労働基準監督署に申告し、調査をしてもらい、以後違法な残業命令を出さないように指導・監督をしてもらうことができます。三六協定で合意された時間を超過して残業を命じている場合も同じです。なお、これらの法律については、厚生労働省のポータルサイト「こころの耳」などを参照して、しかるべき専門機関に相談することも一つの手です。

また、平成17年11月には、「労働安全衛生法等の一部を改正する法律」が公布されました。これによって、過重労働による健康障害防止対策の一環として長時間労働者等に対する医師による面接指導制度が導入され、事業者は長時間労働者に対しメンタルヘルス面のチェックと必要な指導を行わなければならないことになりました。
　この法律では、週40時間を超える労働が1月当たり100時間を超え、かつ疲労の蓄積が認められる労働者が自ら申し出た場合に、事業者はその労働者に対して医師による心身の状況を把握（勤務状況・疲労の蓄積状況・心身の状況など）および必要な指導を実施する義務が発生します。
　また、事業者は面接指導の結果に基づいて、その労働者の健康を保持するために必要な措置について、医師の意見を聞かなければならず、同時に医師の意見をもとに必要があると認めるときは、異動を含めた職場の変更や労働時間の短縮などの措置を講じなければなりません。

事業場としてすべき対応

　当然ですが、この事例の状況のようになる前に事業場としては対応をすべきです。勤務管理の中でも、時間管理については定量的な指標であり、管理側としては比較的把握しやすい面ですから見落とさないようにしたいものです。メンタルヘルスとの関係で具体的に見ておく必要があるのは、組織の問題としては次のとおりです。
　①組織全体の時間外勤務労働者数の割合が高くなっていないか
　②部門ごとや担当管理職単位の時間外勤務労働者数の割合が高くなっていないか
　また個人の問題として、
　①ある組織の中で特定の個人の時間外勤務労働が多くなっていないか
　②有給休暇を取っている人が偏っていないか
　③休職者はいないか
などがポイントとなります。
　これらを確認して問題が見え、職場での対策が必要であれば人事労務部門も参画した対策や個人への仕事の采配について検討することが必要です。
　なお、この事例は、あくまで婚約者のことについての相談ですので、管理上の問題点については焦点をあてていません。婚約者はうつ状態にあり、自分の力だけでは今の状況を改善できないであろうことから、専門医療機関への受診の勧め、また、あせって今の状況（仕事を辞める、婚約解消など）を変えようとしないことなどのアドバイスを中心に返信をしています。

●長時間にわたり時間外もしくは休日労働を行った場合の面接指導と基準の設定

面接指導が必要な場合

□時間外・休日労働時間が月100時間を超えた場合

①事業者	・申出をした従業員に対し、医師による面接指導を実施しなければならない。 ・面接指導を実施した医師から必要な措置について意見聴取を行って、必要と認める場合は、適切な事後措置を行わなければならない
②従業員	・面接指導の申出をして、医師による面接を受ける
③産業医	・従業員に対して面接指導の申出をするように勧める ・面接指導に当たっては「長時間労働者への面接指導チェックリスト」等を活用する

□時間外・休日労働時間が月80時間を超えた場合

①事業者	・申出をした従業員に対して、面接指導等を実施するように努めること。 ・必要と認める場合は、適切な事後の措置を実施するように努めること
②従業員	・面接指導等の申出をして、面接指導等を受ける

面接指導基準の設定が必要な場合

□時間外・休日労働時間が月100時間または2〜6ヵ月平均で月80時間を超えた場合

①事業者	・該当する全従業員が面接指導の対象となるような基準を設定し、面接指導を実施するよう努める必要がある。 ・面接指導を行った医師から必要な措置について意見聴取を行って、必要と認める場合は、適切な事後措置を行うように努めること。
②従業員	・面接指導等を受ける

□時間外・休日労働時間が45時間を超えた場合

①事業者	・健康への配慮が必要な者が面接指導等の措置の対象となるような基準を設定して、面接指導等を行うことが望まれる。 ・必要と認める場合は、適切な事後措置を実施することが望まれる。

※キーワード 三六協定

　三六協定とは労働基準法第36条の規定からとった略語です。労働時間は1日8時間、1週間40時間を超えて労働させることは禁止されていますが、例外として、この三六協定を提出した事業場は、上記時間を超過して労働をさせた場合でも刑罰が免罰されます。三六協定は労働者と使用者による書面の協定をいい、労働者に残業、休日労働をさせる場合、労働者がたとえ1人であっても必ず所轄労働基準監督署長に届け出なければなりません。この三六協定を締結かつ届出をせず、残業や休日労働をさせると労働基準法違反となります。

事例 4　部下が受診を拒否することに悩む管理職の事例

（相談者：男性　40代　管理職）
メールタイトル：「うつ病の部下への対応方法を教えてください」

相談メール①　○月8日　AM8：05

　お世話になっております。先生のお知恵を拝借させてください。私は某メーカーの40代の管理職です。
　詳しい背景は説明しませんが、うつ病が疑われる部下に病院の受診を促したとき、「面倒くさい」、「その必要はありません」といわれた場合、どのような対応をすべきでしょうか。

回答メール①　○月8日　PM11：25

　メール拝見しました。さて、ご質問の件ですが、まず、あなたがなぜ専門医を受診させたいのかを本人が納得するように説明することが必要です。何の理由もなく病院に行けといっているのではないということを、部下にわからせることが大切なのです。それには、あなたが心配している部下の方の症状や行動を具体的に提示してみるとよいでしょう。例えば、実際に職場で支障が出ている点、以前に比べて仕事のミスが多くなっている、遅刻や欠勤が増えたなどの客観的な事実を述べて改善を促します。
　上司としてうつ病などの疑いのある調子の悪い部下に医療機関の受診を勧めることは適切な対処です。しかし、医療機関を受診することに抵抗を覚える人が多いのも事実です。そういった点も考慮し、「うつ病ではないか」といったように憶測で病名を挙げるのではなく、このように具体的かつ客観的な事実を述べるほうが部下も納得しやすいと考えられます。
　そして、しばらく様子を見てやはり改善できていないようだったら、病院に行ってみたらどうかと提案します。この際、決して部下を責めるような言い方をせずに、心配しているということを伝えてください。病気によってそのような症状や行動が出ているならば、きちんと治療しなくてはならないし、そうすることが自分のためにも会社のためにも必要だということを説明してください。
　また、本人もさまざまなつらさを感じていますから、そのつらさにフォーカスするような言い方、例えば「病院に行ってそのつらさを軽くしてもらおう」といったような勧め方も効果的です。部下から「面倒くさい」、「その必要はありません」といわれているようですが、部下の心身の健康管理は、上司の務めであるし、会社としての責任であると説明してください。
　具体的にどの病院にかかればよいのかわからない場合は、まず、会社内の診療所や、近所のかかりつけ医、内科等を勧めるのがよいでしょう。必要があれば、その病院で精神科や心療内科など専門医への紹介を行ってくれます。病院に行かず症状が進み、会社を無断欠勤することが増えた場合は、命の危険性があるために本人の許可を得て家族に連絡をすることも必要になります。

> **相談 メール②**　○月10日　AM8:10
>
> 　ご丁寧な返信ありがとうございました。なるほどと思うことばかりでした。
> 　なんといっても、私たち管理職が、その必要性を完全に理解し、部下から納得が得られるような説明をできていないから「面倒くさい」などといわれてしまうのだとわかりました。
> 　面倒くさいといわれると、正直、誰のためだと思っているんだと切れそうになりましたが、そのような態度で話しているのも悪かったのかもしれません。自分に置き換えてみても、むやみに病院に行けといわれたら反発するだけだと感じました。少しそういった点が理解できたように感じます。ありがとうございました。

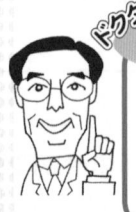

ドクター山本の 対応のポイント

- 部下の様子がいつもと違うことに気づくこと
- 上司は解決をするのではなく、医療機関等しかるべきところへ橋渡しをする役目

解説と対策

受診のすすめ

　メンタルヘルス不調が疑われる人へ病院の受診を勧めることは、ラインケアの基本であり、上司の対応としては欠かせません。そのためには、まず、いつもと違う部下の様子に気がつくことが必要です。難しいように思えるかもしれませんが、普段から温かい目で部下を見守っていれば、それほど難しいことではありません（**右表**）。こうした変化に気づいたら、まずは話をじっくりと聴き、心配しているということを伝えてください。うつ病ではないかというように安易に病名を出すことは不適切であり、実際に起きている症状（欠勤が続いている、仕事上のミスが多い等）を伝えるほうが、部下も納得しやすいでしょう。

メンタルヘルスにおける上司の役割

　しかし、精神科等、メンタル専門医への敷居はまだ高く、受診には抵抗を見せることが多いのも事実です。さらに、どの病院にかかればよいのかわからず結局受診をしないケースも多いので、その場合は、会社内の診療所や近所のかかりつけ医、内科等を勧めるのがよいでしょう。上司の役割は、調子の悪そうな部下の話をじっくりと聴き、必要であれば医療機関へ橋渡しをすることにあります。したがって、問題を自分が解決しようと意気込まないことが大切です。また、それ以上に責任を感じる必要もありません。メンタルヘルスの問題は、上司だけで解決できる問題ではなく、産業医、産業保健スタッフや、人事労務などさまざまな人が関わる問題です。また、部下のメンタルヘルスの問題で奔走しているうちに管理職自身の具合が悪くなってしまう場合もあります。こうした共倒れを防ぐためにも、自分の役割を知り、その範囲内で動くことが大切です。

なお、この相談者（上司）もいっていますが、メンタルヘルスに関わる人、また推進する立場にある人がメンタルヘルス対策の重要性を認識していなければ、メンタルヘルス対策はその職場に浸透しません。快適な職場を作るためにも、現場の上司がまずメンタルヘルス対策の必要性を考える必要があります。

表　いつもと違う部下の様子

休み明けの遅刻・欠勤が多い

　遅刻・欠勤が増える。特に休み明けには遅刻したうえに、意欲のない状態で出勤することがある。

同じ服を着ている・外見が乱れるようになった

　身だしなみに気を使えなくなる。同じYシャツを何日も着ていたり、髪型などにも無頓着になったり、服装に乱れが出るようになる。

毎日のように頭痛・腹痛など身体の不調を訴える

　毎日、頭痛や腹痛などの身体の不調を訴えて、仕事に集中できない。「一杯いっぱいだ」、「どうも疲れが抜けなくて……」などの表現が見られることも多い。

人との接触をさける・外出を嫌がる

　昼食や飲み会などを断るようになる。また、外部の人が関係する商談や会議などを拒む。

ミスが増えた・仕事のスピードが遅くなった

　ミスが増えたり、仕事のスピードが遅くなるなどの能率の悪さが目立つようになる。

席をはずす時間が多くなった・仕事中にフラっといなくなりなかなか戻ってこない

　席をはずす時間が多く、どこに行っているのかわからないことが多い。

顧客からのクレームが増えた

　仕事の面、態度の面などで顧客からもクレームが来るようになる。

顔に生気がない、ぼーっとしていることが多い

　全般的に元気がなく、やる気もないような感じである。

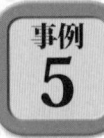

事例 5 再発と復職を繰り返している相談者の事例

(相談者：不明)
メールタイトル：「うつ病について質問です」

相談メール①

○月14日　PM1：32

　X年にうつ病となり、再発と復職を繰り返しながら現在も通院しています。
　現在も、うつ病の症状はいろいろありますが、悲観的にならずに、症状に対して自分で受け入れられることは積極的に受け入れ、プラス思考でいこうとしています。
　例えば、時々耳鳴りがすることについては、うつ病の回復期であり、「これが今の自分であり、自分ではコントロールできないことである」といい聞かせ、これが普通の状態（＝今の自分）であると受け入れてきました。また、生活リズムを作り、土日の休みに関係なく毎朝6時に起きて22時には眠るように努めています。気分転換になるかなと思って、散歩をしたり、喫茶店に行ったりもしています。
　しかし、最近は少しずつ悩んだり考えずにすむようになったものの、本当にこのスタイルで生活していてよいのかと不安になっています。今の自分を受け入れることは、不安や悩みに対して逃げているだけではないでしょうか。また、疑問を持ちながら無理やり自分自身を受け入れていることは、うつ病の天敵であるストレスを自分から作り出しているのではないかとも思います。先生はどう思いますか？考えていると何が正しいのか、よくわからなくなってきてしまいます。また、主治医は、「うつ病が治ってくれば自然と今のような症状は緩和されていく」といっているのですが、私にはそうは思えません。

回答メール①

○月15日　AM6：32

　メール拝見しました。おつらい様子伝わってきます。実際に診察していないので正確なことはいえませんが、メールから受けた印象をお話します。
　なお、文中に質問がいくつかありますが、これは基本的にすべて主治医にご相談してください。主治医があなたのことを一番よく知っている専門家なのですよ。
　さて、基本的なことですが、うつ病の治療経過はある程度長期になることも覚悟して、あせらないで薬物療法と休養をきちんと続けることが大事です。また、症状には波がありますので一喜一憂しないことが必要です。ただし、調子がかなり悪いときには、一人で悩まず早めに主治医に相談し、薬の調整等を受けることも大切です。
　うつ病のときは、自分を否定しがちです。人間100点か0点だけではありません。30点、40点のときもあることを認めることです。自分を信じること、自分を好きになることで自分を追い詰めずにすむようになります。あせらず、あきらめず、治療を中断しないでいきましょう。

ドクター山本の対応のポイント

- 症状のある自分を受け入れる
- 主治医と信頼関係の構築を

解説と対策

自分で自分を受け入れる

相談者は、長期間うつ病の治療を続けているようです。プラス思考になろうと意識したり、生活リズムを大切にして自分なりの努力をしている様子が伝わってきます。ただ、その努力が自分を受け入れるというより、自分を追い詰めることになるのではないかと悩んでいます。症状のある現在の自分を受け入れるということがわからず、疑問を持ち何が正しいのかわからない状況に陥っています。そういう意味では、まだ、うつ病が治っていないと考えられます。

主治医との関係を大切にする

また、主治医に対する抵抗がメールの各所に感じられます。文中にあるいくつかの質問は本来ならば主治医との間でなされるものであり、安易に回答すると主治医と相談者の信頼関係を損なうおそれがあります。したがって、あえて質問には答えないようにし、主治医に質問し、主治医との関係を深めることを支持しています。しかし、主治医に相談しにくいからこそメールをしてきたということも考えられますので、考えられる一つのアドバイスとしてうつ病の基本的な経過を返信しています。この事例のように、主治医の治療への不満や不安、疑問や疑念などが相談されることは多いのですが、すでに治療を受けている場合、主治医に戻すことを原則としています。

● うつ病の治療方法

まずは、休養
仕事から離れてゆっくり休む。次第に意欲が戻ってくる。

薬物療法も必要
抗うつ薬の服用が治療の中心となる。

環境調整
職場との話し合いを持ち、ストレス要因についての調整等を行ってもらうことも。

落ち着いてきたら……心理療法
物の見方、ストレスへの対処法などの見直しを行う。

その他
呼吸法・自律訓練法などでリラックスを覚える。

【3．うつ病に関する事例総説】

　WHO（世界保健機関）によれば、2020年にはうつ病は、心筋梗塞などの虚血性心疾患に次いで社会に負担を与える病気の第2位になると予想されています。したがって、うつ病は誰もが罹る可能性がある病気と考えてよいでしょう。

　メール相談でも、うつ病ではないかという相談、うつ病の治療中に生じる不安や疑問に関する相談、再発に関する相談など、うつ病に関する相談は多岐にわたって寄せられます。

　世間でうつ病の認知度が上がったため、自分のいつもとは違う症状に気づき、相談をする人が多くなったことは非常に喜ばしいことです。メール相談では、診断はできませんので、うつ病である可能性を指摘し、早めの医療機関受診を勧めます。家族や知人に受診を勧められることに抵抗感があっても、心療内科の医師から後押しをされる方が抵抗感は低いと考えられますし、医療機関への橋渡しはメール相談の一つの大きな役割であるため積極的に行っています。

　何度もお話しましたが、うつ病は早期に適切な治療を行えば治る病気です。しかし、放置すれば悪化し、自殺につながる可能性が高いために必ず医療機関を受診する必要があります。

　また、さまざまな症状が出現し、自分がおかしくなってしまったのではないかという強い不安を訴えるメールも多く見られます。この場合、その感じているおかしさが、うつ病の症状である可能性を指摘し、病気であれば、きちんと治療することによって元に戻ることを説明して、うつ病に対する必要以上の不安を取り除くように努めています。

　また、うつ病の症状の一つに、判断力が鈍ったり、無価値感が強まるというものがあります。役に立たない自分がいても仕方がない、周りの迷惑になるだけだと思い込み、離婚や退職したほうがよいのではないかと相談してくるのですが、こうした相談に対しても、病気の症状である可能性を説明し、大きな決断は先延ばしにするようにお話しています。

　うつ病の治療中に生じる不安や疑問に関する相談、再発に関する相談については、基本的に治療に関するものは、主治医との関係を尊重し、私から答えることはせずに主治医にきちんと相談することを勧めます。紹介事例にも主治医への不満を訴えるものがありますが、主治医との関係を良好にすることが早期回復へつながると考えてこのような手段をとっています。

　なお、紹介した事例からもわかるように、働く人のうつ病を考える場合、やはり職場の環境の影響は大きく、ストレス対処などの自己努力だけでは防ぎきれないことが多いでしょう。職場で最も多い心の病は、うつ病であることを踏まえ、組織の問題と捉えて、職場レベルで環境をより一層整えていくことが必要です。

4. 職場復帰（復職）に関する事例

事例1　休職する部下への接し方に悩む管理職の事例

（相談者：男性　40代　管理職）
メールタイトル：「休職する部下について」

相談メール①

○月11日　AM10：10

　おはようございます。私は40代前半の管理職です。山本先生に急ぎでアドバイスをいただきたくメールいたしました。
　一昨日、部下の男性社員（28歳）が会社を無断で休みました。こちらから電話しても電話に出ず心配していたところ、翌日連絡があり、病院に行ったらうつ病で、1ヵ月休みをとるようにとの診断を受けたそうです。部下は最近、取引先の対面の担当者とうまくいかず、参っている節があり、担当の変更を考えていたところではありました。
　しかし、無断欠勤するようなことはなく、また、そこまで思いつめていたとは思わなかったので私もびっくりしてしまい、このことをどのように受け止めてよいのかわからず困惑しています。
　その社員とは、明後日の月曜日に会うことになっています。医師の診断書を受け取りに行くことが目的なのですが、その際、どのような態度で接すればよいのか、また、具体的に何を話したり聞いたりすればよいのかわからず困っております。何か変なことをいって部下を傷つけてはいけないかと悩んでしまいます。気をつけなければならない点などがありましたら、ぜひ教えてください。なお、勝手をいって申し訳ございませんが、明後日月曜日に彼に会う前に何かアドバイスをいただければと思います。

回答メール①

○月11日　PM5：15

　メール拝見しました。悩んでいらっしゃるご様子伝わってきます。実際に診ていないので正確なことはいえませんが、大体の状況は把握できました。
　まず、対応ですが、部下の方は休職が必要という内容の診断書をもらっていますから、今、大切なことは療養に専念してもらうことです。したがって、仕事のことは考えずに療養してくださいという気持ちを伝えてあげることが、まず必要になります。
　しかし、あくまでいただいたメールから感じた印象ですが、あなたはいつも部下のことを真剣に考えて対応されている上司なのではないかと思います。したがって、部下への接し方に関しては、心配せずにあなたが彼にいつも接しているように対応すれば十分だと思います。
　また、具体的に聞くこととしては、①主治医はどのように病気のことを説明したのか、②職場のことについて何かアドバイスをされたか、③将来の復職のことを考

えて職場として主治医からアドバイスをもらいたいので、次回、先生のところに行くとき同行したいがよいかといった点を確認されるとよいと思います。

私としては、あなた自身がとても悩んでしまっている点がちょっと心配です。一人で悩まずに、今回のように私に相談いただいてもよいですし、あなたの上司にあたる方にもきちんと相談してください。もし、眠れないなどの自覚症状が出てきたり、日常生活に支障が出るようなことがあれば、早めにメンタルの専門医を受診してください。

ドクター山本の対応のポイント

- 復職支援は管理監督者がカギ
- 休職中はゆっくり休ませる
- 休職中の本人へのアプローチは、復職に向けての必要最低の働きかけを

解説と対策

うつ病との診断を受け休職をする部下への対応に悩む管理職からの事例です。厚生労働省の「労働者健康状況調査」によると、過去1年間にメンタルヘルス上の理由により連続1ヵ月以上休業又は退職した労働者がいる事業所の割合は7.6％となっています。また、休職期間が長引く傾向にあり、復職してもしばらくして再発するケースも少なくありません。したがって、メンタルヘルス対策の中でも、職場復帰（復職）支援は非常に重要な位置を占めます。基本的には、平成21年に厚生労働省が発表した改訂版の「心の健康問題により休業した労働者の職場復帰支援の手引き」の中に示されるステップに沿って復職支援を進めましょう（74頁の図）。

支援者の協力が必要な復職支援

復職支援は、復職の目途の検討や、休職者をいかにスムーズに復職させるかといった復職後の対応等も含めて困難であり、高度な知識や専門性が必要になります。さらに、本人はもとより、管理監督者、産業医、産業保健スタッフ、人事労務スタッフ等の多くの人の協力がなければ成り立ちません。その中でも、復職後一緒に現場で仕事をする管理監督者の役割は大きく、管理監督者が休職当初から復職支援に関わっていることはとても大切なことです。その意味で、この事例の管理職の方は積極的に関与していこうとする姿勢が感じられます。

なお、休職は従業員から医師による診断書が提出された時点で開始されます。復職支援は、主治医から復帰のための診断書が発行されてから開始するものだと解釈されがちですが、実際は、休職が開始された時点から開始すると考えて行動することが望ましいでしょう。休職者の了解が得られたら、産業保健スタッフ等が主治医と連絡をとって必要な情報を交換しておくとスムーズな復職が可能になります。

休職中はゆっくり休むことが基本

　具体的な対応についてですが、休職者が休職期間を安心して過ごせることがスムーズな復職を可能にさせます。したがって、メールの返信にもあるように、休職する部下へは、まず、仕事のことは忘れて安心して療養するように伝えることが大切です。そのうえで、部下の現状把握をするために主治医からいわれたことを聞き、今後の復職のことも視野に入れて、次回から上司が診療に同席可能かといった点も確認しておくとよいでしょう。

　また、治療に関しては主治医に任せるものの、基本的な会社との定期的な報告（接触）は必要不可欠です。休職の目的は会社から離れてゆっくり休むことであり、原則的には休職者に対してあまり頻繁に連絡をとるのは慎むべきなのですが、休職自体は休職者にとって不利益なことでもあります。この期間を可能な限り短くするための必要な働きかけや確認は休職者にとっても必要なことであり、負担にならない程度で適切な範囲で行われることが必要となるでしょう。

● 5つのステップ

〈第1ステップ〉病気休業開始及び休業中のケア

- ア　病気休業開始時の労働者からの診断書（病気休業診断書）の提出
- イ　管理監督者によるケア及び事業場内産業保健スタッフ等によるケア
- ウ　病気休業期間中の労働者の安心感の醸成のための対応
- エ　その他

↓

〈第2ステップ〉主治医による職場復帰可能の判断

- ア　労働者からの職場復帰の意志表示と職場復帰可能の判断が記された診断書の提出
- イ　産業医等による精査
- ウ　主治医への情報提供

↓

〈第3ステップ〉職場復帰の可否の判断及び職場復帰支援プランの作成

- ア　情報の収集と評価
  - （ア）労働者の職場復帰に対する意思の確認
  - （イ）産業医等による主治医からの意見収集
  - （ウ）労働者の状態等の評価
  - （エ）職場環境等の評価
  - （オ）その他
- イ　職場復帰の可否についての判断
- ウ　職場復帰支援プランの作成
  - （ア）職場復帰日
  - （イ）管理監督者による就業上の配慮
  - （ウ）人事労務管理上の対応
  - （エ）産業医等による医学的見地からみた意見
  - （オ）フォローアップ
  - （カ）その他

↓

〈第4ステップ〉最終的な職場復帰の決定

- ア　労働者の状態の最終確認
- イ　就業上の措置等に関する意見書の作成
- ウ　事業者による最終的な職場復帰の決定
- エ　その他

↓

職場復帰

↓

〈第5ステップ〉職場復帰後のフォローアップ

- ア　疾患の再燃・再発、新しい問題の発生等の有無の確認
- イ　勤務状況及び業務遂行能力の評価
- ウ　職場復帰支援プランの実施状況の確認
- エ　治療状況の確認
- オ　職場復帰支援プランの評価と見直し
- カ　職場環境等の改善等
- キ　管理監督者、同僚等への配慮等

出典：厚生労働省「改訂　心の健康問題により休業した労働者の職場復帰支援の手引き」

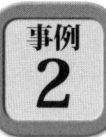

事例2 休職したいという男性からの相談事例

（相談者：男性　30代　一般職）
メールタイトル：「休職したいときはどうすればよいでしょうか」

相談メール①　○月15日　PM4：33

　○○県○○市在住の○○と申します。○○県に本社がある会社に勤務しています。昨日、うつ病と診断されて本日から薬を処方されています。
　症状としては、いろいろあるのですが、①早朝目覚めてから寝られず動悸が激しい、②憂うつな気分がずっと続く、③仕事上の判断が衰えているなどが主なものです。この1週間ほどは、症状がひどくなってどうしても会社に行けず欠勤しています。そのため、昨日、心療内科にかかったというわけです。
　うつ病の原因としてはいろいろと考えられるのですが、①半年前転勤で単身赴任で○○県に来た、②仕事の内容がかなり変わってしまい慣れない、③人間関係がストレス。中でもこれが最大の原因で、職場の2人の同僚（30代男性と40代女性）が威圧的、攻撃的でとにかく一緒にいるだけで本当に嫌になります。
　薬を処方してもらっていますから、これをしっかり服用することが必要なのだと思いますが、職場での人間関係が病気になった主な原因だと思いますし、会社に行けないということから休職を考えています。ただ、仕事は忙しく急に休職できるかはわかりません。
　また、実際に休むとなったら、うつ病もあると思いますが、上記の2人の同僚の態度でPTSDのような症状にもなっていると思いますので、診断書にそういう病名も付け加えてもらうことはできるのでしょうか。
　自分の病状を考えると、傷病手当金をもらい、数ヵ月程度の休職が必要かと自己診断していますが何か参考になるアドバイスをもらえるでしょうか。

回答メール①　○月15日　PM11：33

　メール拝見しました。お悩みの様子、伝わってきます。実際に診ていないので正確なことはいえませんが、大体の状況は把握できます。
　基本的なことなのですが、休職の決定は、主治医がこのまま勤務させてはいけないという医学的判断で行うもので、患者さんの休みたいという希望や理由で主治医に診断書を書いてもらうものではないということをきちんと知っておいてください。
　同様に傷病手当金も病気であるという証拠があって（病気であると診断されて）出るものです。また、PTSD（心的外傷後ストレス性障害）は、基本的には生死に及ぶような強いストレスの体験後に起こるもので、大地震や犯罪に巻き込まれるといった通常では経験されないような大きなショックの後に起こる場合を想定しています。したがって、あなたにPTSDという診断をあてはめるのは難しいような気がしますが、実際に診ているわけではないのでメールでは正しく判断はできません。やはり、専門医の主治医に判断してもらうことが先決です。

そのためにも、きちんと職場の状況を主治医に説明しましょう。
　職場の人間関係の悩みについても書かれていますが、この部分は薬だけでは解決できません。しかし、こうした人間関係の問題や悩みは、今、うつ状態であるからそういう風に受け取り、悪く思っているということも考えられます。その意味では、うつ病の治療をきちんと受けることで、それらの問題も解消するかもしれません。

相談メール②

○月16日　AM1：34
　山本先生、早速のご返信ありがとうございます。
　休職の判断は自己判断ではなく医学的判断が必要なのですね。とにかく主治医に相談してみます。先生が私の職場の状況をわかってくれるまで話すのはしんどいですが、頑張ってみます。それに主治医の診断書があれば、会社も納得してくれやすいですよね。
　しかし、体調が悪いのに今後のことや申請書類のことを考えるのは本当にしんどいです。

回答メール②

○月16日　AM8：24
　メール拝見しました。つらい状況はわかりますが、医師のことも信じてしっかりと相談してみてください。
　また、治療の基本の心構えは、あせらず、あきらめず、おこたらず、です。自分を信じて、未来を信じて治療を受けましょう。

相談メール③

○月16日　PM8：22
　ご返信ありがとうございます。このしんどい状況の中「未来を信じて」という言葉を、そのまま素直には受け取れませんが、でも永久にこの状態が続くことはなく、元の自分（といっても、もともとそれほど明るい方ではないです）に戻れることを信じて地道に治療したいと思います。

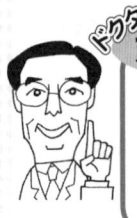

ドクター山本の対応のポイント
- 休職の診断書は「このまま勤務させられない」という主治医の判断に基づいて作成するもの
- 復職時の診断書提出＝復職ではない

解説と対策

休職はあくまでも医学的判断に基づくもの

休職したいという訴えや相談は、最近に目にすることが多い相談の一つです。厳しい社会状況を背景にこうした相談が多く寄せられるものと考えられます。

休職は、"してしまったら終わりだ"と考え、調子が悪いのに無理をし続ける人、また、自分が希望すればできるものと考えている人など、休職に対する理解がされていなかったり、誤った知識を持っている人が多く、まだまだメンタルヘルスに関しての企業方針や考え方が一般社員には浸透していないことを感じます。

返信メールにもありますが、基本的に休職は、医学的判断に基づいた診断書が必要であり、それは本人の希望が通るものではないということを知っておいてください。

なお、これは、相談者へのアドバイスというよりは支援者へのアドバイスにもなりますが、休職開始に際しては、心身が不調の状態で休職に関するさまざまな申請を行ったり、社内の制度を調べることは困難なことです。相談メールにもこうした手続きの困難さに対する不安が書かれていましたが、こうした不安や困難を取り除くことも支援者である人事労務スタッフや管理監督者の役割だと考えてください。したがって、第１ステップにあたる休職開始の際には、職場の休職制度等各種手続きの詳細について人事労務スタッフや管理監督者等から説明を行うことが望まれます。こうした休職に関する説明がなされることにより、不安が和らぎ安心して休職に入ることができるでしょう。

他にも、下記のように、復職に至るまでの手順や、休職期間中の不安や悩みを相談できる場所の情報提供などを行うこともよいでしょう。

復職の手順について

休職者には、休職に入る際に、休職から復職に至るまでの大体の流れを説明しておきます。復職に関しては、各事業場によって大きく手順が異なる場合があります。主治医の「職場復帰可能」の診断書が提出されれば復職が認められるような手続きが簡単な職場もあれば、主治医の診断書をもとに産業医が面談を行う職場、さらには産業医の面談後に職場復帰判定会議が設けられてから復職が決定される職場もあります。手順を踏むことが多い事業場では、その手順をきちんと休職者に説明しておくことが必要でしょう。休職者が、自分だけ不当な扱いを受けているなどと考えるおそれもありますので、"診断書の提出＝復職ではない"ことをあらかじめ説明しておけばその後のトラブルも避けられます。

その他情報提供

休職期間中の不安や悩みを相談できることも必要です。この場合、事業場内の相談体制や事業場外の相談機関、地域の相談制度等で利用できるものについて情報提供をすることもよいでしょう。公的または民間の職場復帰支援サービスなどの利用について、関係機関等が作成しているパンフレットを渡すこともよいでしょう。精神保健福祉センター※等を活用（連携・紹介）するなどの方法も考えられます。

※キーワード　精神保健福祉センター

　精神保健福祉センターは、精神保健及び精神障害者福祉に関する法律第6条に定められている精神障害者の福祉の増進を図るために設置された機関です。各都道府県または政令指定都市に設置されています。精神保健福祉センターの主な役割は、対応が複雑で難しい精神障害者に対する直接相談や、精神保健の知識の普及などです。そのほかにもさまざまな役割を担っていて、各センターによって規模も特徴も異なります。

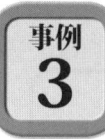

事例3 復職に対する不安が募る男性からの相談事例

（相談者：男性）
メールタイトル：「復職への不安が募ります」

相談メール①

○月29日　PM2：34

　はじめまして。うつ病で1年ほど休職している者です。
　休職したての頃は1日でも早く復帰しなくてはという焦りを感じていました。また、自分を脱落者のように捉えていました。最近は、段々そういう気持ちも薄れてきて、ゆっくり休むことも自分には大切だったんだというふうに考えられるようになり、だいぶ良くなってきたと自分自身で思います。
　そのため、そろそろ職場に戻りたいと考え、復職を視野に入れて、電車に乗る等のリハビリをしていますが、会社で仕事をするときの状況（ビルに入るところ、PCの前にすわっている状況、同僚とのやりとりなど）を想像すると、気持ちが悪くなってしまいます。自分では、だいぶ良くなったと思うのですが、こういう感じはまるで休職する前と似ていて不安になります。
　どのように心理面を立て直せばよいのでしょうか。また、このような状態で職場復帰はできるのでしょうか。とても不安です。

回答メール①

○月29日　PM9：22

　メール拝見しました。お悩みの様子伝わってきます。実際に診ていないので正確なことはいえませんが、大体の状況は把握できます。
　まず、復職するためには大前提として、ご自身が復職したいという気持ちがなければなりません。次に、主治医の復職可能という判断が必要です。そして、最終的には、主治医の意見を参考に、産業医を中心とした職場側が本人の状況を見て、復職できる状況かを判断します。休職をするには主治医の診断書が必要ですが、復職をするには産業医の診断が必要なのです。
　また、復職はかなりのストレスがかかるのも事実ですので、復職に向けての準備をする必要があります。しかし、自分で治ったと感じていても、主治医の目から見てまだ復職準備に適していないと判断する場合も多いでしょう。そのため、必ず主治医の許可が必要になります。あなたの場合も、まずは主治医にきちんと相談して、主治医からの意見（治療方針）を伺うことが大切です。復職を視野に入れたリハビリといいますが、リハビリは治療の一環として、その時の症状にあった形で行われるのが通常です。したがって、あせって独自の判断で勝手にリハビリを進めたり、反対に怠けたりしてもいけません。また、リハビリ中のいろいろな症状の出現は治療方針に影響を及ぼしますのでその都度、診察の中で主治医に報告すること、主治医からの指示を受けることが原則です。

ドクター山本の対応のポイント

- 復職はあせらずに、主治医の判断に沿って準備を
- 復職に向けて規則的な生活を

解説と対策

リハビリも治療の一環

　復職中の不安に関する相談事例です。職場復帰支援プログラムの第2ステップにあたるこの段階になると、うつ症状が消え始め、意欲が少しずつ回復してきます。また、その一方で、職場での身分や待遇、病気が本当に治るのか、治った後の仕事のことなどへの不安が出てくる時期でもあります。この時期に、一刻も早く復職をしようとあせり、主治医の判断なしに勝手に復職の準備を始めることがよくあるのですが、リハビリも治療の一環であるため、勝手な判断をするのはやめて基本的に主治医の判断を仰ぐことが必要です。早まって復職準備を進めても、かえって復職を遅らせることになることがあるので気をつけなければなりません。

　この時期は、適切なリハビリを行い、心身のエネルギーを蓄えて自信を十分に回復させて職場復帰につなげることが重要であると考えられますから、あくまでも主治医の判断に沿って準備しましょう。

主治医と産業医の診断の相違

　また、たとえ主治医から復職可能の診断書が出ても、産業医をはじめとする会社側が復職にはまだ早いと判断した場合は復職できません。この判断の違いは、主治医と産業医の復職判定の基準にギャップがあることから生じると考えられます。つまり、医学的判断と職場適応判断とは必ずしも一致しないということです。主治医が、病状（医学的）には復職可能であると判断する場合は、日常生活が問題なく送れているというレベルだと考えられます。しかし、復職はこのレベルよりも高い病状回復の程度が必要です。集中力やその持続力、記憶量など復職した際に必要とされる職務遂行能力があるか、人間関係を含めた環境適応が可能かなど含めて総合的に判断する必要があるのです。産業医の判断はそうした職場適応判断が重視されます。したがって、主治医の診断書＝復職可能と単純に捉えないことが必要です。

　なお、私は治療の一環として、治療と休養によってある程度回復が見られ、復職の目処がつくようになってきた患者さんには、復職に向けて日課表（**次頁の表**）を作成してもらうようにしています。起床、食事、日中行動、睡眠時間などを毎日継続して表に記入することによって、自分が規則的な生活が送れているかどうかに気づき、客観的な判断が可能になります。また、次の行動への目標が立てやすく社会や復職に関する心構えが生まれやすいと考えられます。

2-4 職場復帰（復職）に関する事例

●復職に向けての行動表

	1	2	3	4	5	6	7	8	9	10	11	12	13	14	15	16	17	18	19	20	21	22	23	24
12月10日（金）	睡眠							食事		病院			食事	外出			家（テレビ）					食事	テレビ	睡眠
12月11日（土）	睡眠						食事		外出（友人とウォーキング）			食事	外出		家（テレビ）					食事	睡眠		
12月12日（日）	睡眠												食事		家（テレビ）					食事		家（テレビ）		
12月13日（月）	テレビ	睡眠										食事			家（テレビ）				外出		食事	家（テレビ）		睡眠
12月14日（火）	睡眠												テレビ		食事	家（テレビ）					外出		家（テレビ）	食事	睡眠
12月15日（水）	睡眠						家（テレビ）					食事		家（テレビ）						外出	食事	家（テレビ）		睡眠
12月16日（木）	睡眠							家（テレビ）				食事	外出			家（テレビ）							睡眠

81

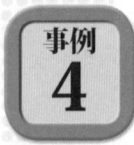

事例 4　休職と復職を繰り返す社員への対応

（相談者：男性　40代　事務職）
メールタイトル：「対応に困っています」

相談メール①

○月4日　AM11：33

　某電機メーカーの人事部におり、メンタル関係の業務を担当して2年ほどになります。この約1年半の間に休職と復職を繰り返す社員がいて対応に困っています。その社員を仮にAとさせていただきます。Aは30代半ばで3度目の復職になります。長くなってしまうのですが、今までの経緯をまずご説明いたします。

今までの経緯

・1度目の休職

　1年半ほど前に企画開発の部署から異動し、その数ヵ月後、朝、起きられないという理由で欠勤が始まりました。自宅に電話したところ、同居しているAの母親が出て「Aは学生時代から優秀で仕事もできる。こんな状態になったのはあなた方のせいだ」とすごい剣幕で怒鳴り、感情的になって話ができなくなってしまいました。後日、所属の課長がAの奥さんと話してAが以前から仕事の内容が変わると調子を崩す傾向があることなどを伝えて納得してもらいました。

　数日後、3ヵ月の自宅療養が必要との診断書の提出がありAは休職に入りました。人事上の扱いと復帰までのプログラムを説明するために人事部に呼び面接をすると、ずっと下を向き、自信をなくしているようでした。

　2ヵ月後、人事部に呼んだときにAから「もう完全に治ったので1日でも早く復帰したい」との申出があり、数日後に主治医の就業可能の診断書の提出がありました。職場でのヒアリングの結果、仕事に行き詰まると休みがちになる傾向が見られるため、本人納得の上で、リハビリ期間ということで定型業務を行う部署に復帰させることにしました。

　しかし、復職してからも、「自分はできる人間なのでこんな部署にいることが不本意だ」と現職場の上司に訴えることが多く、上司が辟易しているようでした。

　その半年後、Aから「自分は病気も完治し、もともとできる人間であり早く企画の現場に戻してほしい」との要望がありました。しかし、やはり上司からの報告も芳しくないことからもう少し様子を見ることにしました。ところが、しばらくしてこんな仕事と馬鹿にしていた定型業務をするときに何度も確認しないと不安で仕方がない、夜も眠れないし、手が震えてしまうと訴えがあり、主治医から3ヵ月の自宅療養の診断書の提出がありました。面接時に家族のサポートがあるかと尋ねると、「奥さんから邪魔者扱いされている」「仕事を辞めたら、離婚するといわれている」とのことでした。

・2度目の休職

　休職2ヵ月後に「もう病気は治った。就業可能の診断書をとったので、自分の一番向いている企画の現場に復帰したい」との申出がありました。面接を行った結果、

2回目の復職なので慎重に判断する旨を伝えましたが、後日、復職に当たっての決意文の提出があったので元の企画開発の課長に一定の配慮と負担の少ない職務を与えるように依頼したうえで企画開発に復帰させました。

・3度目の休職

それから3ヵ月後、課長からAが先月から休みがちで、欠勤が続いているとの連絡が入りました、夜眠れないので出社できない、妻からはまた始まったかという感じで相手にされないとのこと。数日後に1ヵ月の自宅療養が必要との診断書の提出があり、休職となりました。

以上が今までの経緯です。Aは、結局この約1年半の間に3回も休復職を繰り返しています。今後もまた同じようなことが繰り返されるのではないかと思うと、今から気が重くなってしまいます。また、Aが思っている自己評価と職場の評価にギャップがあり、人事としてどのように対応すべきかと悩んでいます。

回答メール①

○月5日　AM8：10

メール拝見しました。人事労務担当として御苦労されている様子、伝わってきました。実際に診ていないので正確なことはいえませんが、原則的な回答をします。

①主治医や家族と定期的にコンタクトをとることをお勧めします。

②ただし、主治医と会うことは本人の了解があってできることですので、本人に、職場は従業員の健康管理のために主治医と会い、復職に当たっての主治医の意見を聞くことが必要である旨、丁寧に説明してください。

③病気の状態では、時に理性的な反応ができないこともあるかもしれません。したがって、本人の精神的に安定している状態のときに信頼関係をきちんと作っておくことが必要です。

④Aさんは30代半ばということですが、ある程度勤務年数が長い社員ならば、今までの上司に以前の状況はどうであったか情報を集めておいた方がよいかもしれません。今まではきちんとした社員であったのが、この約1年半に問題行動をとったり、病気をしているのであれば、やはりきちんと主治医にお会いして復職についてのアドバイスを伺ったほうがいいと思います。

⑤会社に産業医がいるのなら、産業医にこの問題点をお話しして、産業医の指示に従って行動されることがよいと思います。産業医からも主治医にコンタクトをとってもらうことも必要な場合があります。

> **ドクター山本の対応のポイント**
> ● 本人の申出だけでなく、周囲の情報収集（特に主治医とのコンタクト）も
> ● 支援者は一人で対応せず、産業保健スタッフと連携を

解説と対策

対応に困ったとき

休職と復職を繰り返している社員への対応について人事労務スタッフからの相談です。

「自分はできる人間なので、こんな部署にいることが不本意だ」という本人の認識と実際の周囲の評価にはギャップがあること、仕事に行詰まると休みがちになり、不安や不眠の症状が現れること、3ヵ月の自宅療養を待たず「完全に治った」といって2ヵ月で復帰し、数ヵ月後にまた休職するというサイクルが繰り返されていることから、職場の環境調整というよりも本人の現実認識の問題の方が大きいと思われます。

周囲の情報収集につとめる

このような場合、本人からの申出ばかりを聞くのではなく、復職には周囲の情報を収集し、現実的に本人が復職可能であるかどうか等の判断が必要となります。話し合いの場では、穏やかにクールに話し合いを行うことが必要です。客観的事実（遅刻の頻度、無断欠勤、仕事の進み具合）を、その都度確認したり、そのやり取りを文書で記録するなども有効でしょう。敵対的、批判的なことをいうのは避けて、伝えたいことを明確に伝えましょう。回答にもありますが、病気の症状から、冷静に話ができなくなっていることもありますので、その点も考慮する必要があります。そうした意味で主治医や家族とコンタクトをとり、本人の現在の状況について情報を共有することは、本人を支えていく上で必要な対応です。

また、この相談者からも質問がありましたが、際限のない休職や繰り返しの休職の要求に対しては、ルールに照らして「私には組織の人間としてそういう要求は呑めない」と毅然とした対応をする必要があります。

人事労務スタッフをはじめとした支援者は、支援に力をいれるあまり問題に巻き込まれてしまうことが多々あります。問題の解決に奔走するあまり、自分が健康を害してしまったり、人間関係の板挟みにあうこともあるでしょう。そのため、問題を一人で抱え込まずに、常に産業医等や他の産業保健スタッフ等と連携しながら支援を勧めることが必要です（次頁の図）。

2-4 職場復帰（復職）に関する事例

●連携モデル

```
治療医                    患者（社員）
(主治医)  ←治療関係
   │  ↑          ↑   ↑              ↑  ↑
治療情報 治療的   現状の悩み         今後の希望
の提供  助言     今後の希望         就労条件など
                                    の確認
         社内における                就労上の
         治療面、就労面              配慮、管理
         のアドバイス
              ↓                        ↑
         産業医  ────→  人事労務担当者
         保健師    職場の対応
         カウンセラー へのアドバイス
         衛生管理者他 治療的助言
                          ↓ 指示   ↑ 報告
社内情報の提供
                          管理監督者
```

出典：川上憲人、伊藤弘仁、長見まき子「従業員援助プログラム（EAP）からみた産業保健の将来」産業保健5⑴1997．P30-36．

【4．職場復帰（復職）に関する事例総説】

　職場復帰（復職）支援は、メンタルヘルス対策の中でも重要な位置を占めており、国も力を入れて取り組んでいます。復職支援のあり方については厚生労働省より「心の健康問題により休業した労働者の職場復帰支援の手引き」（平成21年3月改訂）と呼ばれる手引きが出ており、この手引きでは、復職支援の標準的な流れを明らかにするとともに、それに対応する手順、内容および関係者の役割等について定めてあります。どの組織もこの手引きを基本に、各組織の人的資源等に即した形のプログラムやルールを策定していくことが求められています。つまり、この手引きの目的は、個々の組織でそれぞれ独自の復職支援プログラムを策定し整備することにあります。

　復職支援の取り組みは大企業を中心に進んでいるものの、就業規則に簡単に記載があるのみで、制度や個人情報の取り扱いにまで踏み込んでルールづくりを行っている組織は非常に少ないのが現状です。復職支援のルールがはっきりしていないと、休職者も不安を抱くばかりか、支援者など周囲の関係者もその対応にとまどい、スムーズな復帰が困難になります。また、個人によって対応があまりに違うと公平性が損なわれる可能性も高くなります。新たなルールづくりは大変なことですが、復職問題は企業にとって重要な課題であり、もっとも力をいれるべき分野でしょう。

一人で抱えこまず協力を請うこと

　今回のメール相談事例でも、休職のルールはもとより、休職そのものの意味の理解が浅い事例を紹介していますが、このようなことは決して少なくありません。特に、一般社員にはまだメンタルヘルスに関する知識が浸透されていないことを実感します。また、復職問題は非常にデリケートな問題であるがゆえに、なかなか周囲に相談ができずに一人で抱え込んでいることがよくあります。一人で抱え込んでいるのは、本人だけではなく支援する側も同様です。特に、規模が小さい事業場では、専属産業医をはじめとした産業保健スタッフの確保が難しい場合が多いのが実情です。そのような場合は、人事労務スタッフが産業保健スタッフの役割を担うこともあり、その負担が非常に大きくなるため、事業場外資源としての地域産業保健センター、都道府県産業保健推進センター、労災病院勤労者メンタルヘルスセンター、精神保健福祉センターなどに相談し、積極的に活用することが有効です。

　いずれにしても、復職支援は、本人はもとより、管理監督者、産業医、産業保健スタッフ、人事労務スタッフ等の多くの人の協力がなければ成り立たないものであり、それらの人々が精を尽くしても、うまくいかない場合もある極めて困難な問題です。したがって、休職者本人、支援者、それぞれの立場から不安や疑問が生じるため、メール相談にも広範囲にわたる相談が寄せられています。基本的に、休職者本人に対しては、治療に関することは主治医ときちんと相談し、また、支援者と関係を築いていくことをアドバイスしています。特に休職者本人は、日中、不安になることが多くそのような際に、気軽に相談できる場としてメール相談の存在は大きいのではないかと思います。また、メールを書くことによって自分の状態を客観視することも可能になるでしょう。

5. 海外からの相談に関する事例

事例1 不眠に悩む海外駐在員からの相談事例

（相談者：男性　40代　管理職）
メールタイトル：「不安で眠れません」

相談メール①

○月5日　PM6：30

　私は、現在、○○に現地駐在員として住む44歳の者です。こちらに赴任して3年半になります。5年ほど前に離婚したため、一人でこちらに住んでいます。

　ここ半月ほど、不眠気味の状態が続いています。ベッドに入り目を閉じると、仕事のこと、自分の将来、離婚して別れて住んでいる子どものこと、高齢の両親のことなどで色々と不安になり寝つけなくなります。

　赴任して3年半も経つので、仕事のさまざまなトラブルやストレスには慣れているつもりですが、ここ半年ほどは今までになく非常に多忙で、休日も返上で仕事をしています。独り身ということもあり、そういう状況になりやすいとは思います。

　職場は、日本人一人という状況で、顧客対応から納品管理、ローカルスタッフの人事教育など基本的には私がすべてやっています。こちらのローカルスタッフは、皆、人柄は悪くなく、親日派の人が多くてやりやすいのですが、力を入れて育てこれから仕事を任せていこうとすると転職したり、急に辞めていってしまったりします。そういう部分では、裏切られた気持ちになり、今まで時間をかけて何をやってきたんだろうという思いで一杯になります。

　一人、異国の地で頑張っていても誰からも相手をされていないようなそんな気持ちになってしまいます。44歳という微妙な年齢も不安に拍車をかけていると思います。離婚についてはもう吹っ切れたつもりなのですが、こういう状況になるとつらつらと当時のことを思い出してさらに眠れなくなることもあります。

　そのうちなんとかなるだろうと思いますが、夜がつらくて眠るのが怖い、夜になると不安な気持ちが増すこともあります。

　どのように対処していけばよいでしょうか。

回答メール①

○月5日　PM11：40

　メール拝見しました。おつらい様子伝わってきます。また、海外で頑張っていらっしゃるご様子も伝わってきました。実際に診ていないので、正確なことはいえませんが、大体の状況は把握しました。不眠が続くのはつらいことですから、まずは、早めに現地の医療機関を受診し、安定剤や睡眠薬などのお薬を処方してもらうのがよいと思います。

　また、日本の本社に産業医や保健師がいる場合は、メールや電話で相談をして、現地で休暇を取ることや一時帰国も含めて対応の指示を仰ぐことも必要でしょう。

　基本的なことですが、一人で悩まないことが大切です。人事労務の担当者に相談

したり、現地の医療機関をまず受診しましょう。また、そちらの日本人の方とも交流を持ち、普段から愚痴をいい合ったり、相談をし合うような関係が築けるとよいですね。

相談メール②

○月15日　PM7：39

前回のメールから少し時間が経ってしまいましたが、何とか日本語の対応ができる精神科を探して予約をし、先週診察を受けてまいりました。

先生にお話したところ、「うつになりそうな境目」であると診断されました。しばらくは、様子見ということで、2週間分、眠剤が処方され、いろいろストレス対策も教えてもらいました。ストレス対策としては、①趣味を持つ、②不眠時はお酒を飲まない、③他の日本人との社交を持つという3点を指摘されました。指摘はもっともだったのですが、これができていれば苦労していないと思うと、診察中にもかかわらず不覚にも涙が出てきてしまいました。しかし、今までもそうしたほうがよいと思いつつ実行してこなかったのが悪かったのかもしれないと反省をし、素直に実行することにしました。

眠剤は、「数日使って効果がなければ再診してください」といわれ、飲み始めて5日が経ちましたが、今日までよく眠れており効果が出ていると思います。

やはりよく眠れると気持ちにも余裕が出てきますね。今日は、数少ない社外の日本人の知り合いと食事をする約束をしてみました。（○○に来て実に初めてのことです）こういうエネルギーが出てきたのも我ながら不思議です。

しばらく様子を見てみようと思います。

どうもありがとうございました。

回答メール②

○月16日　AM7：44

早めに専門医に診てもらえてよかったですね。薬と適切なアドバイスをいただいて安心されたようですね。アドバイスされたことには、できることとできないことがあるかもしれませんが、やれることはやってみるということがストレス対策の基本です。また、あなた自身が今までの生活を見直してみようと思う気持ちもとても大切です。主治医の先生と相談しながら、無理せずにその調子でやってみてください。また、3ヵ月後にご連絡ください。

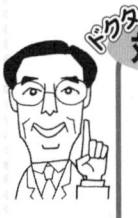

ドクター山本の対応のポイント

- 海外勤務者は異なる文化、生活環境でストレスをためがち
- まずは、現地の医療機関を受診
- 日本の本社にも相談を

解説と対策

海外勤務者の抱えるさまざまなストレス

平成21年現在、海外に住む日本人は、最新データによると約113万人にのぼっています。このうち、企業から派遣されたいわゆる海外勤務者とその家族は約41万人となります。

以前は、海外勤務といえば一部の限られた業種に勤務する人が対象であり、また、赴任地域も北米を中心とした先進国が主でしたが、最近は製造業をはじめとした一般勤労者にとっても身近な業種からの派遣も多く、派遣地域も安くて豊富な労働資源を活かして世界の製造拠点となりつつあるアジアなど発展途上の国へとシフトしています。

このような状況を受け、海外勤務者の身体面および精神面の健康管理は、企業にとって普遍的な重要課題となっています。

一般的に海外生活においては、生活習慣、言語、気候、衛生観念、ビジネス習慣などのさまざまな面で国内における生活とは異なり、予測が裏切られることが多いと考えられます。これらが、個人差があるにしても、生理的や心理的なストレスとなること、また、海外においては家族、友人、知人、同僚などの相談相手がいないことから、悩みを打ち明けるなどしてストレスを発散することができずに、ストレスが蓄積されやすいこと、そしてそのような状況下で仕事上の困難などが誘因として付け加わると心因性の精神障害の発症の危険性が高まると考えられます。

労働者健康福祉機構　海外勤務健康管理センター（平成22年3月に廃止）では、海外巡回健康相談の際に、問診表と各種健康調査票を実施していましたが、そのデータによると、海外勤務者の39％が神経症圏、20.9％が抑うつ状態であったことがわかっています。国内のメンタルヘルス対策もいまだ十分といえない段階にあって、海外勤務者およびその家族に関しては発展途上段階といっても過言ではありませんが、海外勤務者が非常にストレス状況にあることを踏まえて、企業サイドは対策を講じる必要があるでしょう。

症状に合わせて（一時）帰国の検討を行う

さて、具体的な対応策ですが、症状が、深刻でない不眠、軽い体調不良のみであり、自己回復力がありそうな場合は、休暇をとらせ、まずは疲労回復に努めさせることが必要です。可能であれば、必要性に応じて現地での治療も試みるのがよいでしょう。これ以上重い症状になる場合は、一時帰国も含めた帰国策をとることが必要になります。

この事例の相談者の場合、主な症状は不眠です。また、不安が強くなっているようですが、すでに3年半、現地で仕事をこなしており、他に強い症状が出ていないことから専門医の指導のもと不眠の解消に努めて、しばらく様子を見てもよさそうな状況だと考えられます。ただし、離婚して単身であること、日本人一人の事務所であることなど全般的にコミュニケーションが少ない環境にいます。また、他の日本人と積極的に交流を持ったり、気分転換することも少なく、ストレスをためやすい傾向にあるようですので、十分に注意する必要はあります。

特にこの事例のように、全般的に関与する人が少ない場合、放置されて症状が悪化、重症化しかねません。海外での症状を含めた事態の悪化は、帰国を困難にさせたり、事態が複雑化することにもつながるため、なるべく早く専門医を受診し、悪化させないよ

うにすることが必要となります。したがって、まずは現地の医療機関受診を勧め、本社や産業保健スタッフ、周囲の日本人らとコンタクトをとって一人で問題を抱え込まないようにアドバイスを行っています。

　メール相談は、いつでもどこからでもできるという利便性がありますが、海外からのメール相談はまさにこの利便性を活かしたものだと考えられます。また、メールは、海外に住む人にとっての日本との大きなつながりの手段であることを踏まえて、温かい支持を心がけています。

●海外赴任者のメンタルヘルス不調と関連する要因

・業務上満足度の低さ
・悲観的傾向
・未婚・単身赴任
・ストレス対処行動として、消極的逃避対処行動や陰性情動発散行動
・身近な人がソーシャルサポートネットワークとして機能してない

出典：津久井要「海外勤務者のうつ病」現代のエスプリ397．2000．P191-202．

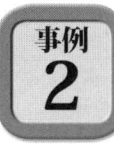

事例 2 単身赴任でうつ病が疑われる事例

（相談者：男性　50代　技術職、管理職）
メールタイトル：「海外から相談です」

相談メール①

○月12日　AM10：31

　建設関係の企業に勤めており、昨年○月から○○に赴任になりました。性格的にも真面目で、早く仕事を進めたいというあせりもあり、赴任してから先月まで土日も出社して仕事をしてきました。年末も、まとめての休みが少なかったので一時帰国せずに仕事をしていました。ちなみに、子どもの学校の関係で単身赴任をしております。

　仕事は、基本的に忙しいということもあるのですが、技術面で現地の基準がわからなかったり、ローカルスタッフに聞いてもそのスタッフがわかっていない、ローカルスタッフの英語がわかりづらいといった問題で、仕事が思うように進まず行き詰まっています。日本にいたときも、仕事に行き詰まるとうつになる傾向があって、精神科の治療を受けたことが過去にあります。

　以前、1ヵ月休職した時の症状と自分なりに比べると、少しはまだ良いような気がします。でも、最近の土日は起きることができず、一日中ベッドでぐったりしたままです。会社に行っても、何も仕事が進まないときもあります。食事もあまり喉を通らず（もっとも、現地の食事はどれも香辛料がきつく口に合わないということもあるのですが）、夜、不安で眠れないことも多々あります。

　日本人は50代の私よりさらに上の上司が一人切りで、実務はほとんど私一人で担当しています。このような状態ではプロジェクトの進行にも影響しますし、私も会社での先が見えていることなどから、現地で無理に頑張っても仕方がないと考え、先日上司に退職する旨を話しました。

　しかし、上司には、交代要員もなかなか見つからないし、なんとか、だましだましでいいから仕事を続けてくれといわれてしまいました。

　私自身は、会社に迷惑をかけたくない気持ちが大きいですが、どうにでもなれという気持ちも増してきて、どうすればよいのかわからなくなっています。産業医の先生には以前、休職したときに相談をしていたことがありますが、今はまったくコンタクトがありません。先生はこのような状況をどのようにお考えになるでしょうか。

回答メール①

○月12日　PM10：44

　メール拝見しました。おつらい様子伝わってきます。また、海外で頑張っていらっしゃるご様子も伝わってきました。実際に診ていないので、正確なことはいえませんが、大体の状況は把握しました。あなたご自身が認識しておられるように、長時間労働や現地でのストレス状況があり、仕事の能率が下がっているようですね。食欲や睡眠など日常生活にも徐々に影響が出ています。しかも、以前、うつ病の治療を受けたことなどを考えると早めにきちんとした診断を受けたほうがよいと思われます。

現地での医療事情については、私はよくわかりませんが、会社に産業医がおられるとのことですので、一度、早めに産業医とコンタクトをとることが必要でしょう。
　もし、病気で休職が必要ということであれば、休養をとり治療に専念するために、一時帰国することが望まれます。病気の状況にはないということであれば、ストレス対策を行いながら仕事を続けられることになりますが、どちらにしても、産業医や専門医の判断を早く求めてください。その結果をまたご報告していただきたいと思います。

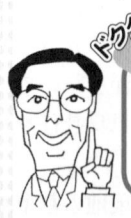

ドクター山本の対応のポイント

- 再発などが疑われる場合は一時帰国も
- 産業医の判断を早めに

解説と対策

一時帰国対処が適当な場合

　うつ病が疑われる海外勤務者からの相談事例です。この相談者の場合、単身赴任者で精神科受診の既往歴があるため、さらに注意が必要と思われます。
　海外勤務者のメンタルヘルス不調に関する研究から、精神疾患の既往歴があったり、単身赴任者または社会的孤立状態にあるケースなどは注意がより必要となることがわかっています。この相談者の場合も、会社には行けているものの、仕事が一日中ほとんど進まない、食欲がない、不眠といった各種症状が出ていることから、うつ病の再発の疑いがあります。以前、休職をしていたことがあって産業医とコンタクトがあるため、まずは産業医に相談することが必要となるでしょう。一時帰国などの対処も考えられます（次頁の表）。

海外派遣後も長期的なサポートを欠かさない

　なお、海外に人材を派遣する企業側としても、精神科既往歴がある社員については、リスクがあることを踏まえて派遣前にきちんと面接等を含めて海外赴任が可能かどうか確認を行っておくとよいでしょう。また、派遣後も、本社サイドとしてのサポートは欠かせません。恒常的な長時間労働になっていないか、極端なストレス負荷になっている可能性がないか、現地で孤軍奮闘していないかなどを機会があるごとにチェックしてサポートしていくことが望まれます。
　この相談者の場合、長期プロジェクトを任され、実質一人で対応している状況のようです。さらに単身赴任での勤務であることを考えると、負担は大きく、このまま放置すれば状態の悪化は免れない可能性が高いでしょう。
　企業は、社員を業務で海外へ派遣させる以上、社員が現地で安全で健康的に働けるよう配慮する安全配慮義務が生じます。基本的には「診断、治療する」という義務はありませんが、「治療につなげる義務」はあるという認識をしておくことが必要でしょう。

表　一応の勤務が可能であっても（一時）帰国対処が妥当な場合

1）業務能力が著しく低下している場合
2）体調不良が顕著な場合
3）逃避願望、混乱した状態、希死念慮等が見られる場合
4）単身赴任者等、一人暮らしの場合
5）常識では理解困難な言動が見られる場合

事例3 妻が不適応状態に陥った海外駐在員の事例

（相談者：男性）
メールタイトル：「妻が病気かもしれません」

相談メール①

○月3日　PM11：33

　初めてメールします。現在、仕事の関係で○○に妻と小3の息子と住んでいます。相談したいのは、私のことではなく妻のことで、この1ヵ月ほど様子が変なので思い切ってメールしてみました。

　もともと妻は日本では教師をしており、こちらに来るまでは6年生の担任を受け持っていました。教え子を無事中学に送り出すことができたと喜んでおり、また今年の春からは3年生の担任と、学年主任も任せられたようでかなり張り切っていました。でも、私の転勤が決まり、妻は本当は仕事を続けたかったようなのですが、子どものことを考えて一緒に行くことになりました。なお、○○県は休職ができるため、妻も戻ったらまた教員として働くことができる予定です。それもあってこちらに来ることを決めたようです。

　こちらには、私が先に赴任し、妻と子供は3ヵ月後に来ました。来た当初の妻は、仕事をしない生活や、近所づきあいなどをはじめとしたこちらの生活全般にとまどっているようではありましたが、特に変わったところはありませんでした。ところが、1ヵ月した辺りから、ぼーっとしていることが多く、何もしていません。

　以前は忙しくても食事には手を抜かず、特に子どもの食事にはうるさく手作りにこだわっていたのですが、最近は、「食事を作れない」と泣いたり、日本から非常食用にと持ってきていたインスタント物を出してきたり、ケータリングを頼んだりするようになっています。私はよいのですが、育ち盛りの子どもがいるのでその辺りはしっかりやってもらわないと困ります。掃除も、日本に比べて圧倒的に広い家なので仕方ないのでしょうが、ほとんどしていません。

　性格的には、社交的な方でしたが、今は家にずっとこもりがちのようです。妻の様子は子どもから聞いており、子どもも心配しています。

　私も心配ですが、忙しいので妻のことに時間を割くことは実質無理です。一応、病院に行ったらといってみましたが、「こっちに来たばかりで信頼できる病院がわからない。日本語でないと自分の症状や気持ちを話す気にならない。ちょっと疲れているだけだから、今は寝させて」とうるさそうにいわれました。

　今までも、夫婦共働きでそれぞれのことはそれぞれで管理するというスタイルでやってきており、子どものことはともかく、あまり双方のことには首を突っ込まないのが暗黙のルールのようになっており、どこまで口を出してよいのかわかりません。

　しばらくの間なら家政婦や家事をやってくれる人を頼むこともできると思いますが、こうしたことは環境が変わると起こることなのでしょうか。

回答メール①

○月4日　AM8：22

　メール拝見しました。奥様の様子が以前と変わってしまい、心配されているのですね。実際に診ているわけではありませんが、大体の状況は把握できました。

　海外での生活は、日本と環境が大きく変わるため、ストレスが生じやすく、その反応としてさまざまな症状が身体や心、行動に出る場合があります。例えば、頭痛、腹痛、やる気が出ない、気持ちが落ち込む、暴飲暴食、酒量が増えるなどさまざまです。

　したがって、ある程度こうした症状が出ることは考えられますが、奥様の場合、その症状が強く出ているので心配です。何もする気が起きず、寝てばかりいる、料理、掃除ができないといったことが続いていて、日常生活にも支障が出てきています。とにかく早めに現地の医療機関を受診する必要があります。あなた自身も、赴任されたばかりで慣れない生活で忙しいとは思いますが、日本とは違って海外では夫であるあなたが何よりも奥様のサポート役になる必要があります。

　すぐに、奥様と一緒に病院に行き、医師の診断やアドバイスを一緒に聞いてください。場合によっては、一時帰国を含めてゆっくり休むことが必要になるかもしれません。

　いずれにしても、このまま放置せずにケアすることが必要です。子どものためにというのではなく、奥様のためにという気持ちで動いてください。

相談メール②

○月4日　PM10：23

　返信ありがとうございました。そうですか、妻は病気かもしれないのですね。あんなに元気で、精神的にも強い妻がと思うと信じられないのですが、今日は食欲もないようで、インスタントのうどんを1〜2本だけすすって、「もう食べたくない」といい、泣きながら寝室に行ってしまった姿を見るとそうかもしれないと思いました。

　私が、無理矢理妻をこちらに連れてきてしまったのが悪かったのでしょうか。一時帰国が必要といわれても息子の世話もありますし、どうすればいいのでしょうか。

回答メール②

○月5日　PM2：23

　メール拝見しました。奥様の調子が悪くなったのは、誰かのせいということではありません。あくまでも、あなたのメールからの印象ですが、奥様はとても真面目で頑張り屋な方なのだと思います。そういう方こそ、うつ病などの心の病になりやすいので注意しなければなりません。また、奥様のように日本で頑張って仕事をしてこられたような方は、海外に来て、一種の喪失感を味わっているかもしれません。

　とにかく病院に一緒に行くことが必要です。そして何よりも、奥様のサポート役としてあなたが奥様の気持ちや話を聞いてあげてください。

ドクター山本の対応のポイント

● 夫は積極的に配偶者のサポートを

解説と対策

配偶者のメンタルヘルスの特徴

　海外赴任に帯同した配偶者が、不適応を起こしている事例です。ぼーっとしていて、何もできていない点、家に閉じこもっている点、感情が不安定といった症状からうつ病にかかっている可能性も考えられます。

　一般的に、海外赴任に帯同した配偶者のメンタルヘルス上の特徴として孤立しやすいことが挙げられます。海外勤務者本人は、与えられた仕事があり、海外に行くことに対するモチベーションが高いのですが、配偶者はそうしたモチベーションが海外勤務者本人より一般的には低いと考えられます。

　また、勤務者本人は、仕事柄、社会的なつながりが望むと望まないにかかわらず形成されますが、配偶者は自分自身が意識的に形成しようとする働きかけがないと、容易に孤立に陥りやすいでしょう。特に子どもがいない家庭ではそうしたことが起こり得ます。

夫のサポートが鍵をにぎる

　したがって、海外では、夫である勤務者は、家庭内のことも含めて、配偶者を積極的にサポートする必要があります。また、実際、多くの配偶者が、日本にいるときよりもサポートを夫に求めていることがわかっています。海外での配偶者は全面的に夫に依拠する状況にあり、夫のサポートが不十分な場合は配偶者のメンタルヘルスが悪化するとも考えられます。

　この相談者の場合、夫は、配偶者の異変を感じてとまどいながらも、日本での配偶者との関係、すなわちお互いのことには深く踏み込まないというスタイルを続けようとしています。したがって、日本でのスタイルにこだわっている場合ではないことを告げ、相談者である夫にサポートを行うように促しています。

　配偶者は、日中、孤独になることが多く、生活管理が難しいことが多いため、やはり一時帰国をして治療と静養に努める必要性が高いでしょう。重症化すれば、夫である勤務者の一時帰国等が余儀なくされることもあり、配偶者自身の健康問題にとどまらないことが多いと考えられます。

　企業側にとっても、家族のメンタルヘルスを含めた健康管理は、夫である勤務者のパフォーマンス低下にもつながる大きな問題と捉える必要性があるでしょう。

【5．海外からの相談に関する事例総説】

海外との距離を縮めるメール相談

　メールというコミュニケーションツールの登場により、海外との連絡が非常にとりやすくなり、海外が一気に身近な存在になりました。海外に住む日本人も、メールによって日本とのつながりを強く感じることができているでしょう。

　世界各国にいる海外勤務者とその家族はおよそ41万人にのぼりますが、異文化の中で生活をすることは、それなりのストレスを伴うものであり、そのような方達にとって、メール相談は気軽に相談ができるツールとして非常に有効であると考えられます。

　海外からのメール相談は、件数としてはそれほど多くはありませんが、さまざまな国から相談が寄せられます。地域の違いはもちろんありますが、ストレスと感じることは、異文化そのものであったり、そこから生じる現地人との人間関係、または、限定された日本人社会での暮らしに関するものなど、地域の違いはあまり関係がありません。また、相談者の多くが、周囲に相談できる人がおらず、一人で悩みを抱え込みやすい状況にあります。

規則正しい生活スタイルとサポーターを大切に

　海外では、日本語で受診できる専門医療機関の数が圧倒的に少なく、医療機関を受診することが難しい状況にあります。また、重症化すると一時帰国を含めた対応策が困難化するため、日本にいる以上に予防が大切です。予防としては、規則正しい生活スタイルに気をつけ、サポーターを身近に作ることなどがポイントです。こうした予防により、余計なストレスをためないようにすることで心の健康を守りやすくなるでしょう。

　メール相談には、さまざまな種類のストレスと症状が訴えが寄せられます。基本的な対応としては、やはり早めに医療機関を受診することを勧めます。不眠などの軽い症状の訴えだけであれば、現地で治療を受けながら様子を見ることもありますが、ある程度重症化している場合は、日本に一時帰国を含めた帰国を考える必要があります。また、勤務者本人だけではなく、家族のメンタルヘルスについても留意する必要があります。

海外の日本人へのメンタルヘルスのアドバイス

　最後に、何点か海外の日本人にメンタルヘルスのアドバイスを行いたいと思います。

　まず、悲観的になりすぎないことが大切です。海外では、仕事においても日常生活においても思い通りにならないことが多く起きます。日本にいる時と同じレベルや完璧さを求めるとストレスが生じてしまいます。

　また、狭い日本人社会の交流を息苦しく感じることもあるかもしれませんが、孤立せずに、適度な距離を保ちながら周囲との人間関係を続けていくことが望まれます。日本にいる友人や同僚に相談することも、もちろんよいのですが、やはり同じ国にいて理解、共感しあえる人の存在は大きいものです。そして、趣味を持ち、適度な気分転換を行いましょう。何か問題が起きてからだけではなく、いつでもどこからでも相談できるメールの利便性を活かして、日常的にメール相談を利用してメンタルヘルスの向上に努めていただきたいと思います。

6. 震災・被災・避難関連の事例

　東日本大震災において、被災された方々に心よりお見舞いを申し上げます。
　震災後、私の行っているメール相談にも被災そして避難をされている方々および支援者から相談が寄せられています。
　人には元来、心と体を元気に保つ力が備わっています。被災された方々が、心や生活の不安を少しでも取り戻せますように、ご自分の中に持っている力を信じて活用できますように、そしてこのメール相談が少しでも皆様の役に立てますようにと、強く願っております。
　なお、掲載にあたっては、事前に相談者から書籍掲載への許可をいただいております。

事例1　原発事故の被災者からの相談事例

（相談者：女性　40代　看護師）
メールタイトル：「無題」

相談メール①　3月12日　PM8：53
　私たち家族は、○○県の原発が爆発したため、○○の避難所に移動中です。とても怖いです。

回答メール①　3月12日　PM9：07
　大地震のあとの津波、そして今度は原発の問題で避難されているのですね。とてもつらく、怖い思いをされていることとお察しします。大変な状況ですが、家族で移動されているとのことですので家族みなで支え合ってください。また、不安になったら、いつでもメールをください。

相談メール②　3月13日　AM2：50
　夜の9時半に○○の体育館の避難所に着きました。今、テレビを見てあらためて災害のすごさに唖然としています。不安です。不安なときメールさせてください。

回答メール②　3月13日　AM9：00
　いつでも不安なときはメールください。

相談メール③　3月13日　PM9：45
　避難所の体育館には、毎日のようにテレビ中継が来るので、いやです。避けています。今まで喘息で治療を受けていましたが、その病院には行けそうもありません。薬のことが心配です。

2-6 震災・被災・避難関連の事例

回答メール③　3月13日　PM10：48

　避難所生活は不自由で、とても大変でしょう。お薬のことを心配されていますが、今まで飲んでいたお薬がわかれば、避難所近くの病院でも同じようなお薬がもらえますので安心してください。

相談メール④　3月15日　PM4：46

　家族で次の避難所に移りました。近くの総合病院で薬のことを話したらちゃんとお薬がもらえました。皆さんが親切にしてくれるのと家族が一緒に暮らせていることで不安もありますが、幸せと思っています。

回答メール④　3月15日　PM5：56

　家族の支え合いと周囲の人たちのサポートが大きな力になっていますね。本当に心強いですね。ところで、身体を動かすと気分もさわやかになります。避難所での運動は無理かもしれませんが、ストレッチなど身体を意識的に動かすことをしてみてください。気分転換になりますよ。

〈約5ヵ月後〉

相談メール⑤-1　8月8日　AM10：11（一時帰宅の日）

　先生、お仕事お疲れ様です。私は今、一時帰宅の集合場所で手続きをすませ、時間まで待っています。体の調子は、今、気が張っているせいか調子が良いのか悪いのかわかりません。友達に聞くと、たくさんの人が立ち入り禁止になる迄に、一度は家に戻ったようですが、私は帰ってはいけないものと信じていたので本当に今日が3月12日以来、初めて家に帰ることになります。家の中の悲惨な状況は、先に一時帰宅している人から、いろんなことを聞きました。ガラスを割られ、侵入され、お金になりそうな物はすべてなくなっていたそうです。私も覚悟はしているつもりです。でも、なぜか今、心臓が爆発しそうなくらいドキドキしています。うれしいのか、虚しいのか、気持ちも複雑です。今から、こんなことではいけませんね。母子手帳とアルバムだけは、絶対持ってきます。

相談メール⑤-2　8月8日　PM7：07

　先生、やっと○○町から帰りました。家の中は暑くて窓も閉めきったまま、探しものをしました。汗が止まらず、アルバムやいろんな大切なものを始めとして、たくさん持ってきたいものがありました。わたしたちは、防護服を身にまとい、一人あたりの累計放射線量測定器を首にぶらさげ、まるで、実験されているようでした。保冷剤は渡されましたが、首に巻くゆとりもなく、タオルを巻いていても作業をするので、結局取れてしまいあまり意味がありませんでした。

　途中、やはり暑さと疲労で具合の悪くなった方もいました。私は、持って帰りたいものを紙に書いていったので書いたものは全部持ってこれました。家の中が、余震で散乱していました。足の踏み場もなく、自由に動きやすい服ではなかったけれど、どこに、何を置いてあるかは、だいたい覚えていました。時が止まっていたせ

いで、鮮明に思い出すことができました。今いる家の方が整理整頓されていてもなかなか、置いた場所が覚えづらいです。みんな一時間も家にいることができない程の暑さで、袋に、入りきれるだけの物を持ち、すぐ迎えに来てもらいました。あと一時間いたら完全に脱水状態になりそうでした。帰りは少し頭がもうろうとしてきて生あくびばかり出ていました。服も着替えを持って行ったので、車ですぐ着替えました。びしょびしょに濡れて気持ち悪いくらいでしたが、子供の小さい時のアルバムを見ていて少し元気になりました。○○町は、何も変わっていませんでした。ただ草だけは、どこの家でも伸び放題に伸びきっていました。私は一時帰宅ができる家が残っていて、目の前に持ってきた大切な物を見て幸せと感じることができました。きっと今日から、また正常に私の心の時計が、動き始めるのではないかと思っています。心配して下さりありがとうございます。懐かしい故郷を目に焼き付けて来ました。

回答メール⑤ 8月8日 PM10：01

メール拝見しました。朝のメールも今、拝見したので、併せて返信いたします。5か月ぶりの帰宅だったのですね。感慨無量だったことでしょう。いろいろな思いが湧きあがってきたことでしょうね。変わっていることもあるけれど、変わっていないのが故郷であり、我が家ですよね。また、帰れる日を楽しみに、被災生活を乗り越えてください。今日は、ゆっくりお休みください。

相談メール⑥ 8月31日 PM0：24

こんな状況ですから、看護師として仕事をすることはできませんが、またいつか、仕事ができるようになれば、それだけでいろいろな悩みや気持ちも軽くなると思います。あの家に帰ることができれば、涙も出ません。目をつぶって、あの家にいると思って眠れば幸せになれます。それだけでいいのに。こんなに近い所にいるのに……もう二度と住めないと諦めたのに。

先生、私は、弱い人間ですね。息が苦しくて胸が苦しくて、涙がでます。早く助けてほしいです。

回答メール⑥ 8月31日 PM0：59

メール拝見しました。おつらいご様子、伝わってきます。あなたは決して弱くはありませんよ。自信を持ってくださいね。悲しくなるのも、寂しくなるのも、自然の感情ですよ。看護師としてのお仕事がまたできることを私も応援しています。

相談メール⑦ 9月17日 PM7：00

私は、今、いろんな人達に支えられ、やっと少しずつですが体調が戻って来ました。今の、主治医を信頼し、治療を中断しないようにとの山本先生のアドバイスのお陰です。生きている意味がなくなって、前がまったく見えなくなってしまう自分がいましたが、今は確実に、仕事をしたいという、前向きな自分に戻っています。ありがとうございます。

回答メール⑦

9月17日　PM10：04

　　メール拝見しました。前向きな気持ちになれて良かったですね。自分を信じ、家族を信じ、主治医を信じて、前向きに生活してください。必ず、また看護師としてのお仕事ができる日がきますよ。

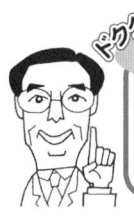

ドクター山本の対応のポイント
- 不安を受け止める役割を
- 支え合うことができる仲間を大切に

解説と対策

時間の経過とともに心境に変化

　被災されている方からの相談です。文面から、被災地の状況や、当事者にしかわからない感情がよく伝わってきます。

　この相談者は、以前からよくこのメール相談を利用していることもあり、被災直後から長期間に渡って相談をされています。

　これらの文面からもわかるように、時間の経過とともに心境や相談の内容が変わってきていることがわかります。一般的に、被災者の反応は時間によって段階的に経過することがわかっており（図1）、この相談者の場合も、被災直後のメールでは、恐怖や不安感などの感情を中心に急性期の症状が現れています（図2）。

　こうした緊急時の対応としては、不安を受け止めることが一番の役割であると考え、「いつでもメールをください」という"つながり"を感じられるような返信をしています。また、非常時にこそ家族や支え合うことができる仲間の大切さを改めてお伝えしています。

　さらに、この相談者のように持病がある被災者にとっては、医薬品の不足は大きな不安となります。多くの団体、製薬企業が被災地へ薬剤師の派遣と医薬品供給による支援活動を積極的に行っていますので、日頃から服用している薬名を覚えておけばそれほど不安になることはありません。こうした不安の払拭に努めることもわれわれにできる支援と考えています。

　約5ヵ月後、一時帰宅の許可がでた際のメールでは、防護服を着て猛暑の中、荒れてしまった家の中を歩き回ったことなどが克明につづられています。これらのメールからは、動揺や不安感もまだ読み取れますが、町の様子や近所の家の庭の草が伸び放題になっていたことなどを報告されており、ある程度、状況を客観的に見ることができるようになったことも推測されます。

　その後のメールでは、もちろん、悲しい、寂しい、絶望感などの感情も吐露されていますが、仕事をしたいという前向きな感情が生まれたことは大きな前進であり、時間の経過の影響も大きいでしょう。

　修復期から復興期にあたるこの時期は、さまざまな感情を少しずつ整理して、徐々に自立的な考えができるようになります（図2）。

1ヵ月以上続く場合は専門家に相談も

　なお、恐ろしい災害や事件を経験した後で心身の変化や動揺が起こるのは自然な反応です。自分が異常なのではなく、災害や事件そのものが異常事態なのであり、このような異常な事態に対処しようとする正常な反応としてさまざまな心身の変化が現れます。人間には自然治癒力が備わっており、多くの場合は自然回復が可能です。時間の経過とともにその症状も治まり、社会にも再適応できるようになっていきます。しかし、中には、ストレスの原因となった出来事から1ヵ月以上経っても、前述のような症状が治まらない人もいます。

　次のような場合は（図3）、放置せずに専門家に早めに相談しましょう。大切なことは一人で思い悩まないことです。身近な人にさえ打ち明けられない気持ちでも、専門家ならじっくりと聞いてくれます。専門医（精神科医・心療内科医）やカウンセラーによる適切な治療やケアが必要なこともあります。

図1　被災者の反応の現れ方

> 1．急性期（数十分、数時間、数日）
> 2．反応期（1週間〜6週間）
> 3．修復期（1ヵ月〜半年）
> 4．復興期（約半年以降）

図2　時間経過と被災者の反応

反応／時期	急性期 発災直後から数日	反応期 1〜6週間	修復期 1ヵ月〜半年
身　体	心拍数の増加 呼吸が速くなる 血圧の上昇 発汗や震え めまいや失神	頭痛 腰痛 疲労の蓄積 悪夢・睡眠障害	反応期と同じだが徐々に強度が減じていく
思　考	合理的思考の困難 思考が狭くなる 集中力の低下 記憶力の低下 判断能力の低下	自分の置かれた辛い状況がわかってくる	徐々に自立的な考えができるようになってくる
感　情	茫然自失 恐怖感 不安感 悲しみ 怒り	悲しみと辛さ 恐怖がしばしばよみがえる 抑うつ感、喪失感 罪悪感 気分の高揚	悲しみ 淋しさ 不安
行　動	いらいらする 落ち着きがなくなる	被災現場に戻ることを怖れる	被災現場に近づくことを避ける

2-6 震災・被災・避難関連の事例

	硬直的になる 非難がましくなる コミュニケーション 能力が低下する	アルコール摂取量が 増加する	
主な特徴	闘争・逃走反応	抑えていた感情がわ きだしてくる	日常生活や将来につ いて考えられるように なるが災害の記憶が 甦り辛い思いをする

出典：図1、2共に日本赤十字社「災害時のこころのケア」2008.

図3 専門家に相談したほうがよい場合

以下のようなことがあったら、専門家にためらわずに早めに相談しましょう。

(1) 被災後、1ヵ月以上過ぎても気持ちが落ち着かない、何もやる気がおこらない。仕事や勉強に身が入らない。

(2) 被災後、1ヵ月以上過ぎても事故の光景が何度も思いだされて恐怖や不安に襲われる。

(3) 周囲への関心がなくなった。無感動で、何も感じない、空虚な気持ちが続いている。

(4) 体の緊張感、脱力感や疲労感がいつまでも取れない。

(5) 頻繁にうなされたり、悪夢を見る。眠れない夜が続いている。

(6) まるで映画や夢の中にでもいるようで、現実感がわいてこない。

(7) ちょっとしたことでいらいらしたり、怒りっぽく周囲に八つ当たりしてしまう。

(8) 人間関係がこじれてしまい、自分ではどうにもならない。

(9) 落ち込みがひどく、死にたいと思う。

(10) 自分は弱い人間で、周囲に迷惑をかけていると感じる。

(11) 酒の飲みすぎやタバコの吸いすぎが目だってきた。

(12) 自分の気持ちを聞いてもらいたいのに聞いてもらえる相手がいない。

出典：独立行政法人労働者健康福祉機構
「職場における災害時のこころのケアマニュアル」2005.

事例2 被災地の看護師からきた手紙より始まったメール相談

（相談者：女性　40代　看護師（師長））

相談の手紙①

　前略　大変心苦しい思いですが、先生にお願いがあって連絡をしております。私は、○○県○○市の医療機関に勤めております。今回の大地震において、病院は全壊し、患者さん全員を他の病院に搬送しました。職員はそのときの様子を1ヵ月近く経った今でも泣きながら話します（中略）。職員も相当にまいっており、早急に看護職員のメンタルヘルスケアの必要性を感じております。看護スタッフが元気でなければ患者さんのケアはできないと思います。特に○○市は、原発の被災者を避難所に数千人受け入れており、入院患者さんも増えています。心と体が悲鳴を上げている今日この頃です。ぜひ、先生のご講話をいただき元気になれればと切に思いお願いの文章をお送りしました。お忙しいとは存じますが先生からのご連絡をお待ちしております。
　　　　　　　　　　　　　　　　　　　　　　　　　　　　　　草々

回答メール①

4月26日　PM6：50

　このたび東日本大震災により被災された皆さまに、謹んで、心よりお見舞い申し上げます。被災地の一日も早い復興を、心よりお祈り申し上げます。お手紙にありましたように、この大惨事の中、看護師の皆さまは本当に御苦労されていることとお察しいたします。私に何ができるかわかりませんが、メール相談は今も、これからも続けていきます。一人で悩まず、いつでもご相談ください。また、当院では、専門の産業カウンセラーが毎日午後2時から8時まで、電話相談をしています。つらいこと、悲しいこと、怒りの気持ちもカウンセラーにお話してください。誰かにお話し、聞いてもらうだけでも気持ちが楽になります。
　さて、支援される看護師の方へ一般的なアドバイスをします。
　まず、仕事柄、生活リズムが不規則になりがちですが、一日の元気の元になる睡眠と食事はきちんと取ってください。そして、患者さんに大きな声で、笑顔で挨拶し、声かけをしてください。看護師さんの笑顔が患者さんにとっては、最高のお薬になります。また、同時に患者さんの笑顔は看護師さんの元気の元になります。時には、大きな声も笑顔も出せない（作れない）こともあるかもしれません。そのようなときは無理に大きい声を出さなくてもよいので、代わりに患者さんの手を握って支えてあげてください。
　腹式呼吸も気分転換や、気持ちを落ち着けるのにとても効果的です。「生きるとは息すること」です。腹に新鮮な（酸素のいっぱい入った）空気を入れることで、身体の細胞はリフレッシュされます。心も体も酸素で生きているのです。一日に何回か、意識して、深呼吸をしてみてください。腹式呼吸をすることで自律神経のバランスがとれ、リラックスすることが証明されています。つらいとき、苦しいとき、腹で深呼吸してください。大きく吸って、少しずつ吐き出すのがコツです。
　運動習慣も健康のために必要です。今はそのような時間や気持ちが持てないかもしれませんが、ぜひ、こんなときこそ毎朝ラジオ体操や布団の中でストレッチをし

てみてください。ストレス状況で筋肉は緊張しています。運動で身体（筋肉）をほぐすことで、気持ちもリラックスするものです。今日から、職場の仲間や患者さんと運動（体操）をやってみてください。音楽の効果もあります。自分の好きな音楽を聴いたり歌ったりすることで気持ちはほぐれてきます。

　そして、もっとも大切なのは、仲間意識です。皆で協力し合い、支え合っていくこと、そういう仲間がいるという気持ちが最大の力となります。いつでもメール送ってください。

相談メール②　5月2日　AM8：30

　おはようございます。あたたかいメールありがとうございます。自分自身は、頑張るしかないと腹をくくっております。正直なところ心にずっしりと石がのっかっているような悶々とした気分です。テレビで「頑張ろう日本」というコマーシャルが流れると非常に耳障りに聞こえます。こんなに頑張っているのにもっと頑張らなければならないのか……もういい加減にしてほしいなと感じる今日この頃です。きっと精神的に震災直後と違う変化があるのだろうと分析しております。スタッフには、「頑張らないように頑張ろう」といっています。ありがたいことに私は、先生とのメールで自分自身の気持ちを表出することで精神的な安定を得ることもできます。もっと明るく前向きに行きたい（生きたい）、仕事がしたいと思っています。この辺で楽しいことに目を向ける努力をしなければと思っております。

　山本先生、大変お忙しいとは存じますが、もし時間をいただけるのでしたら当地で看護スタッフに直接お話をお聞かせいただき元気をもらえませんか？今、元気の素がほしいのです。

　「自分自身の心を軽くする方法」「元気な心にする方法」を直接大勢のスタッフに語りかけていただけませんでしょうか？厚かましいお願いとは存じますが一人でも多くの看護師が患者さんのために元気で仕事ができればと思います。

回答メール②　5月2日　PM6：45

　メールありがとうございます。頑張られているご様子、目に浮かびます。おつらい心情とてもよく伝わってきます。もし、私がそちらを訪問し、皆さんを元気づけることができたらこんなにうれしいことはありません。

相談メール③　5月9日　AM7：30

　おはようございます。お手配ありがとうございます。早速先生のお返事を看護協会の支部で伝達致しました。本当に皆感謝しておりますし、楽しみにしております。先生にお会いできるという一つの目標もでき、その日まで頑張れそうかなと思います。

相談メール④　7月26日　AM11：46

　7月○日の講演会ありがとうございます。講義内容が非常に良く、もっと沢山の人に聞いてほしかったと思います。私個人、先生との出会いでこの窮地を乗り切れ

本当にありがたかったです。まだまだ放射能の被害も収まらず健康被害の心配もある中で働いてくれている職員に感謝しつつ。その中で県外避難者の退職者を見送るにつけ不安で心が揺れ動く職員に対して、何もできないことに憤りも感じます。先の見えない不安が心と体をむしばんでいくのではと感じる人も多いのではないかと思います。まずは、心穏やかに過ごすようにしていければと思います。小さな幸せを感じられる感性を大切にしたいと思います。

回答メール④

7月26日 PM2：06

　メールありがとうございます。そして、先日は貴重な講演の機会を持たせていただき感謝いたします。皆様方のご苦労には本当に頭が下がります。このメール相談が少しでも、皆様方のお役に立つことを願っています。看護師の皆様だけでなく、病院職員皆さんに、そして患者さんにも地域住民の方々にも、このメールアドレスや電話相談の窓口をお知らせください。一人で悩まないこと、皆で支え合うこと、これが大切なことですね。

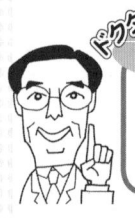

ドクター山本の対応のポイント
- 支援者をサポートする
- 支援者自身のストレスケアも重要

解説と対策

バーンアウトに注意したい対人援助職

　被災地の医療機関に勤める看護師からの相談事例です。疲弊している医療従事者の実態がわかります。相談者自身が、「看護側が元気であることが」といっていますが、言うまでもなく医療従事者をはじめとした支援者側のストレスは相当のものであり、サポートやケアが欠かせません。メール相談では、毎日の生活に関する一般的なアドバイスと、すぐに活用できるような具体的な対処法を返信するようにしています。息の長い看護や支援が可能になるように希望を持たせることが大切だと考えています。

　さて、被災直後は、非常時ということで身体も動き無理ができてしまいますが、疲労の蓄積は免れません。また、看護師自身や家族が被災者になっているケースも多々あります。交通システムの麻痺などにより勤務に就きたくても就けない状況が生じることもあります。さらに数ヵ月経っても、被災を受けた看護師の生活事情や病院の経済事情により、看護職員数は定員割れということも多々あります。このように、さまざまな悪条件が重なって、看護のマンパワーは減少することになります。

　また、看護側も被災者であるため、無感動になったり、泣いてばかりいたりというさまざまな感情の揺れが表れるかもしれません。患者を目の前にするとつらさを口に出すことがはばかられ、黙々と働いてしまいストレスがたまってしまうことも多いでしょう。このように看護側が息の長い支援を続けるためには、気をつけなければならないこ

とも多いのですが、その一つがバーンアウト（燃え尽き症候群）です。

　長期にわたり救援活動に打ち込むと、心身が疲労し感情が枯渇してしまうことがあります。これをバーンアウトといい、無力感、抑うつ気分、落ち着きのなさ、不眠などを伴います。看護師のような対人援助職の人に多く、意欲的な人にほど起こりやすいといわれています。

自身のストレスにも気づいて

　こうした状況に陥らないためにも、回答メールにもありますが、なるべく規則正しい生活を心がけ、まずは自分自身の健康を保つように心がけてください。

　また、自分ではストレスの症状に気が付かないことも多いので、仲間同士がお互いの状況を観察しあい、助け合うことによって、危険なストレスの症状を早期に発見して対処していくことが大事です。自分が一人ではないことを知ることはストレスに対する抵抗力を高めることにもつながります。

　その他、すべてを完璧に仕上げるのをあきらめて多少の妥協は許す、失敗したことのみに焦点をあてるのではなく、自分が達成してきたこと、できることに焦点をあて自分を肯定的に評価するといったことを日ごろから心がけると、ストレスに上手に対処できるようになるでしょう。

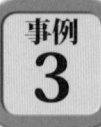

事例3 被災者の支援にあたる担当者からのメール相談（総務担当からの相談）

（相談者：総務担当者）
メールタイトル：「被災地にいる従業員への対応について」

相談メール① 3月18日　AM8:52

　○○会社の総務部の○○といいます。弊社の主要工場が○○県にあり、先般の大震災により住居を失った従業員が多数おります。幸い工場には、目立つ被害は少なかったものの、電気もようやく復旧したというような状態です。明日から、私自身も現地入りし、応援に行く予定ですが、精神的にピークを迎えている従業員に、どのような言葉をかけてあげたらよろしいのでしょうか？ご指導いただけたら幸いです。

回答メール① 3月18日　AM9:41

　メール拝見しました。私自身、まだ被災地に実際には行っていませんが、テレビや実際に行かれた方のお話を聞くと、想像を超えた悲惨さのようです。ぜひ、お力になってあげてください。どのように声をかけたらよいか？とのご質問ですが、被災者の精神状況や経済状況、その他の状況は、日に日に変化しているのが現実だと思います。基本的な対応として、自然に対応していただくこと（声をかけてあげること）です。そして、一緒にこの困難を乗り越えましょう、応援します、困ったこと、つらいこと、何でもお話してください、というような対応がよいと思います（ただし、こちらのペースで進めるのではなく、あくまでも被災者の心情を察して、被災者のペースでお話を聞くようにしてください）。そして、あなた方も一人で悩まず、皆で相談して、できることをサポートするという気持ちで○○県に行ってください。メンタル面についての支援者の心がけについては、「国立精神神経医療研究センター」のホームページにくわしく具体的に書いてありますので、参考にしてください。このメール相談や電話相談も無料で行っている旨を広報してください。相談窓口がわかるだけでも安心感が得られます。また、厚生労働省の「こころの耳」（http://kokoro.mhlw.go.jp/）のアドレスも教えてあげてください。いろいろな情報が載っています。○○県に行かれたときの状況をまたご報告ください。

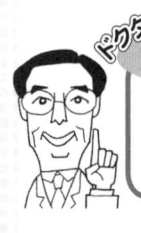

ドクター山本の対応のポイント

- よりよい支援のために多くの情報提供を
- できることを無理せずに

解説と対策

　被災者の支援にあたる相談者からのメールです。被災者への対応の仕方とよりよい支援が可能になるように多くの情報提供を行うようにしています。支援者の方をサポートすることがメール相談の役割です。支援者側も、被災地の従業員の安否確認や被害状況の把握、修理や復旧等に向けた対応や、取引先への対応などをはじめとした緊急対応に時間と労力を費やしている方が多くいます。今後、これらの方のサポートにも力を入れていく必要があると考えています。

従業員のケアの必要性

　さて、組織内における被災者への基本的な対応ですが、災害や事件などの惨事の後ではショックや不安が高まり、生産性が低下します。このようなときは、小さなミスなどを指摘するよりも、まずはショックを和らげ、従業員の心を癒すことが大切です。

　管理監督者や人事労務担当者から従業員へのメッセージを出すときがあると思いますが、こうした場合、心のショックを一緒に癒す大切さを盛り込むなど、管理監督者が理解している態度を見せることが従業員の不安な状態を元に戻すために重要です。人間には自然治癒力があります。個人差はありますが、数週間すると自然に従業員は心身ともに災害や事件以前の状態に戻り、集中力も高まってくるでしょう。しかし、出張に抵抗を示すような従業員もいるかもしれません。その場合は、強制せず、出張以外の手段（電話会議など）を話し合ったり、出張時期をずらすなど柔軟性のある対応をすることも必要です。

支援は複数の人と力を合わせて

　また、職場で支援する立場として、通常のメンタルヘルス対策と同じようにつらそうな人の話を聴いてあげること自体はとてもよいのですが、この人を助けられるのは私だけといった思いこみは危険です。自分自身が疲れてしまう可能性もありますし、話を聞いているうちに客観性がなくなり自分自身が同じ体験をしている気持ちになってしまうことがあります。したがって、つかず、離れず、自分一人だけでなく複数の人と力を合わせて、余裕を持って本人と接するように心がけましょう。

事例4 被災地の地方公務員からの部下への対応についての相談

（相談者：男性　地方公務員、管理職）
メールタイトル：「○○県庁の○○と申します。」

相談メール①

8月4日　PM6：45

　先日はお越しいただきありがとうございました。残念ながら、業務の都合で私は当日参加できませんでしたが、当課から参加した総括課長から先生がメールでも相談に乗っていただけるとのお話があったと伺い、大変ご迷惑とは思いましたがメールさせていただきました。

　私は、3月11日の東日本大震災当時、地域福祉課というところで災害救助法の担当課長をしておりまして、同法の県内全域適用について厚生労働省、被災者生活再建支援法では内閣府とそれぞれ連絡を取って知事決裁を得て、県報告示などしておりました。義援物資の受付等の対応もあり、発災から災害対応で土日もありませんでした。今回は、市町村役場も被災しており、県全体での説明会等が無理でしたので、3月下旬には、り災証明書の交付関係で、沿岸市町村を回って説明会をしました。

　職場にも肉親を失った職員や実家が被災した職員もおります。津波被害に遭われた沿岸被災地のがれきの山を見るにつけ、ふるさとの現実として受け入れ難く初めはまるで映画を見ているような衝撃でした。

　前段が長くなりましたが、次の2点につきまして、先生からアドバイスをいただければ幸いです。

質問1　実家と肉親を失った同僚に対する接し方
　私は、本人のためと思って少し入り込みすぎるきらいがあるのですが、無理に説明を求めず、本人が話してくれるまで待つ方がいいのでしょうか（早く次のステップに向けて前に動き出させたい思いとの葛藤）。

質問2　災害対応の仕事でつらい思いをした職員への対応
　その職員が現場でどのような業務に従事してきたのかを聴いたうえで、自分の成し得た仕事を認めて評価してあげるように心がけています（私自身、あの時自分はもっと違った対応をしていればもっと被災者の役に立つ仕事ができたのではないかなどと自責の念に駆られることもあるものですから……）。

　今回の震災は広範囲で復興までの道のりも長く厳しいものになると思いますが、県庁職員としても一県民としても「がんばろう○○！」「がんばろう東北！」ということで力を合わせてこの困難に立ち向かっていきたいと思っています。

　お忙しいところ恐縮ですがよろしくお願いします。

2-6 震災・被災・避難関連の事例

回答メール① 8月4日 PM11：38

　この度の大震災、心よりお見舞い申し上げます。震災後の大混乱の中での公務は、さぞ大変であっただろうと想像されます。さて、ご質問の件について、実際に診ていないので、正確なことはいえませんが、一般的な回答をいたします。

・質問1についての回答
　⇒原則的には、本人のペースを尊重してください。本人が話してくれるまで待つというのが基本の姿勢です。そのために、「今はとてもつらい状況だと思うので、無理にお話する必要はありませんが、お話できるようになったらいってください。いつでもお話を伺いますよ」というような対応はどうでしょうか？日常的にいつも暖かく声かけをしてください。

・質問2についての回答
　⇒○○さんの対応で問題ありません。そのような評価をしてあげることが部下にとってとてもうれしいことです。いろいろな反省や後悔があるのは事実ですが、その時点では一生懸命にやったことは事実です。それを上司から評価されることで、心の傷はいやされます。

　これからも困難なことが続くと思われます。いつでもこのメール相談をご活用ください。心のケアが必要な部下にもこのメールアドレスをお教えください。また、厚生労働省のポータルサイト「こころの耳」（http://kokoro.mhlw.go.jp/）も活用してください。

相談メール② 9月9日 PM9：02

　先日は、貴重なアドバイスをありがとうございました。
　その後、避難所から仮設住宅に移り、被災者の方々も各人が置かれた状況によっていろいろな意味でハンディを背負いながらも、少しずつ動き出してきているものと思います。先生からアドバイスをいただいたように、本人のペースを尊重して普通に接することを基本に時々相談に乗ったり、声かけしております。

回答メール② 9月10日 AM8：20

　メール拝見しました。ご自身も大変な状況の中で、真摯に支援活動をされている姿に力強さを感じました。これからも応援しています。

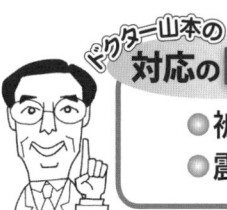

ドクター山本の対応のポイント
- 被災者のペースに合わせた声かけを
- 震災対応にあたる部下を積極的に評価する

解説と対策

危機介入のシステムづくり

相談者自身が、被災地の災害関係の部署で働きながら、職員や県民の支援を中心的に行っているケースです。震災時の混乱した状況の中で、懸命に復旧活動に専念している姿が浮かびます。震災から約半年が経ち、震災時の混乱した状況からは抜け出したようですが、家族や家を失った被災者や、つらい思いを抱えている被災者は多く、対応の仕方に日々悩んでいらっしゃることも伝わってきます。

なお、非常事態が事業場内で起きたときに、非常事態をなるべく早く解決し、災害や事件以前の状態に環境を戻すことを危機介入といいます。悲惨な災害や事件の後には、被災者や関係者の心の状態を危機的状態から災害や事件以前の状態に戻すためのシステムづくりが必要です。

システムづくりにあたっては、まず、対象者のニーズの把握が必要です。表1は対象者別の心理的ショックのリスク分類の例です。リスクが高いほどケアが必要です。惨事への関与度によって対象者のリスクは変化しますので注意してください。

このようにリスク分けをした後に、それぞれのグループへのケアの方法、タイミング等を決めていってください。ケアのポイントについては表2にまとめてありますのでご参照ください。

最後になりましたが、この相談者は、このつらい状況の中でも復興を信じて、努力をしている姿がわかります。「がんばろう〇〇」「がんばろう東北！」ということで力を合わせてこの困難に立ち向かっていきたいと思っています」という言葉に込められた力強さが印象的です。このパワーを元にして、ぜひこの危機を乗り切っていただきたいと思います。それと同時に、一人で悩まずに、つらくなったらまた相談をしてきていただきたいと思います。

表1　対象者別の心理的ショックのリスク分類

	高リスク	中リスク	低リスク
被災者	○		
亡くなった被災者の家族	○		
被災者の家族		○	
被災者の同僚		○	
救援活動にあたった同僚	○		
人事総務担当		○	
従業員一般			○

表2　リスク別のケア

低リスクの方には

　惨事の影響をあまり受けなかった一般の労働者でも、テレビなどで見聞きしているニュースがストレスになるということがあります。予防として、災害や事件後にホットラインや掲示板によるトラウマティックストレスに関する情報提供や相談窓口が必要かもしれません。また惨事の後の心理的影響などを説明したパンフレットを労働者に配布するのもよいでしょう。

中リスクの方には

　亡くなった被災者のいた職場では、非常に大きなショックを受けているでしょう。遺族への具体的な支援や葬儀への参列などは、突然同僚を失ったショックを癒すうえでの第一歩です。事業場としても率先して支援してください。
　部課内会議で、災害や事件に関する気持ちや家族に対してしてあげたいことなどを話し合う時間を提供しましょう。

高リスクの方には

　災害等によりなくなった被災者を直接確認した同僚は高リスクといえます。このような方には災害等の救援活動が一段落し、普段の仕事に戻る直前に労をねぎらい、普段のモードに戻る援助が必要です。この場合は救援チームとして関った人たちを集めてグループとしてお互いの「気持ちの共有」をすることが効果的です。

出典：表1、2共に独立行政法人労働者健康福祉機構「職場における災害時のこころのケアマニュアル」2005.

【6．震災・被災・避難関連の事例総説】

　未曾有の大被害をもたらした東日本大震災において、被災された方々に心よりお見舞いを申し上げます。

　震災以降、メール相談にも日々の被害状況や生活の状況、そして不安な気持ちなどが寄せられています。また、被災者を支援されている方からも、支援する際のアドバイスに関する相談などがあります。被災者の方のケアはもちろんのことですが、実は支援者側のケアもそれと同じくらい必要だと考えられます。この非常時における支援者側のストレスも相当なものであり、中長期的な支援を続けるためには、支援者側の方も自身の心身のケアをしっかり行う必要があります。

　このメール相談でも被災者の方々やご家族のご心痛の緩和、そして支援者の方へのアドバイスや情報提供に少しでもお役に立てればという気持ちでメールを返信しています。

　一般的に、こうした大災害のあとは、時間の経過とともに症状が変わるため、その段階に応じたケアが必要になります。また、被災者自身もそうした経過があることをあらかじめ知っておくと、必要以上に不安にならずにすむでしょう。恐ろしい災害や事件を経験した後で心身の変化や動揺が起こるのは自然な反応です。自分が異常なのではなく、災害や事件そのものが異常事態なのであり、このような異常な事態に対処しようとする正常な反応としてさまざまな心身の変化が現れると考えてください。ただし、人間には自然治癒力が備わっており、多くの場合は自然回復が可能です。時間の経過とともにその症状も治まり、社会にも再適応できるようになっていきます。なお、阪神・淡路大震災の時は、被災者の3〜4割の人に急性期の症状が見られたといわれています。

　また、勤労者メンタルヘルスセンター長としても、企業における震災後のメンタルヘルスケアを考えています。少なくとも、こうした災害から半年程度は特別の対策を行うことが望まれます。リスクの高い被災地で働く従業員、震災直後から再建にあたっている従業員には特に目を配りましょう。上司は、部下が頑張りすぎていないか、普段に比べて変わったところがないか等に目を配ってください。責任感の強い人ほど頑張ってしまうのですが、睡眠や休息を後回しにして頑張りすぎてしまうと、疲労は着実に蓄積されてしまいます。部下のいつもと違うサインに気が付いたら、声かけを行い、話を聞きましょう。話を聞くだけでも気持ちが楽になりますし、実態がわかれば仕事量の再配分などの調整も可能になります。話を聞いてやはり、様子が気になるのであれば、医療機関への受診を促したり、社内の産業保健スタッフへ相談したりすることも必要です。いつも以上に「セルフケア」と「ラインによるケア」さらに「事業場内産業保健スタッフ等によるケア」と「事業場外資源によるケア」の「4つのケア」の連携が必要とされます。

　メンタルヘルス対策は、リスクマネジメント対策と考えられます。これ以上、震災の影響を拡大させないためにも早めのケアを行いましょう。

7. その他の事例

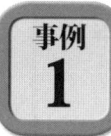

事例1　アルコール依存症が疑われる事例

（相談者：女性　30代）
メールタイトル：「アルコール中毒に関して」

相談メール①

○月23日　PM7：43

　夫のことで相談がありメールしました。昨年末に夫の勤務する会社の親会社の経営が悪化し、夫の会社でも早期退職やリストラなどの措置がとられました。夫は幸いなことに、会社に残ることはできたのですが、組織は大幅に変更になり、夫の職場は親会社から来た人たちばかりになってしまいました。親会社といっても、会社のカラーがまったく違いますし、仕事内容も今までとは違ったものになったせいで、仕事がつまらない、人と合わない、会社に行きたくないといいだすようになりました。

　また、以前からお酒好きではありましたが、最近それがひどくなり、今では毎日十数本（500ml）のビールを欠かさず飲むようになっています。暴力こそ振るわないものの、精神的なコントロールができなくて、私や子どもにまで暴言を吐くようになってしまいました。

　この1週間は、仕事も休みがちになり、時間的観念が薄れてきているようで、深夜まで飲酒して寝るのは朝方という日もあります。

　こういう状況は、いわゆるアルコール中毒なのでしょうか。治療が必要なのだろうと思いますが、どこへ行けばよいかわからず困惑しています。

　いざというときのために知っておきたいと思います。よろしくお願いします。

回答メール①

○月24日　AM6：50

　メール拝見しました。ご主人の健康状態が大変心配です。実際に診ていないので、正確なことはいえませんが、困った状況（アルコール依存症）の疑いがあります。

　アルコール依存症は基本的には、依存症を専門にしている医療機関で断酒に向けて、健康教育を受けることが必要で、そのためには入院治療も必要になります。まずは、早めに都道府県の精神保健福祉センターか地元の保健所の精神保健担当に相談してください。メンタルヘルスポータルサイト「こころの耳」に、精神保健福祉センターなどの連絡先や、アルコール依存症に対するQ＆Aに事例が載っております。参考にしてください。

ドクター山本の 対応のポイント

- 自分の意思ではコントロールできないので、専門の医療機関の受診を勧める
- 支える家族にも「こころの耳」などで情報提供を

解説と対策

相談者の夫にアルコール依存症が疑われるケースです。

アルコール依存症は、生活に実害がでるほどアルコールに対する強い渇望感が生じる病気です。いけないとわかっていながら、1日中アルコールを飲み、自分の意思でコントロールができません。

ストレスや悩みの逃げ道から飲酒が始まり、酒量が増え、「ブラックアウト」（記憶欠落）や酒が切れると「離脱症状」（不快感、イライラ、手足のふるえなど）などの症状が現れます。

軽度の依存であれば、家族や周りの協力を得ながら断酒の継続をしていくことで改善しますが、一般的には、自分の意思だけで断酒は困難です。断酒が困難なのは単に意思が弱いということではなく、アルコールという薬物の依存性の問題でもあり、本人の生育上の問題なども関係してくる病気だからです。いったん断酒しても、ストレスやプレッシャーなどのきっかけがあると簡単に再飲酒に陥ってしまいます。

治療の過程では、断酒会や自助グループへの参加も有効です。また、深刻な身体症状が出ている場合や危険な問題行動が目立つ場合は入院治療も考慮します。

アルコール依存に関するメール相談は、一定数あり、相談内容も深刻なレベルのものが多く見られます。日本の飲酒人口は6,000万人程度といわれていますが、WHOによるとこのうちアルコール依存症の患者は230万人程度で、実に飲酒者の26人に1人がアルコール依存症という計算になります。精神疾患の中でも罹患率が高く、各人の性格や意志にかかわらず誰でもかかる可能性がある病気であるともいえます。メール相談では、基本的に早めに専門病院にかかる必要性を話し、「こころの耳」を紹介して情報提供を行います。依存症の患者を支える家族の負担も大きいことから、このような情報提供を積極的に行っています。

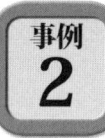

事例 2　セカンドオピニオンに関する事例

（相談者：男性　40代　電機メーカー、SE）
メールタイトル：「セカンドオピニオンについて」

相談メール①

○月5日　PM7：40

　40歳になる総合電機メーカーに勤めるSEです。うつ病を長い間、患っています。初めて病院にかかったのは10年ほど前になります。仕事が忙しく、夜眠れなくなり、死にたくなってしまいました。今思えば、仕事から逃れたいという気持ちも大きかったと思います。結局、お医者様から3ヵ月ほど休職したほうがいいということで、休職し、その後無事に復職できました。その後も、年に1回ほどは、夜、眠れなくなることがあり、ずっと同じお医者様にかかっています。薬は、トレドミン、ドグマチール、あとは睡眠導入剤を処方されています。

　この数年は調子がよかったのですが、今年の○月下旬から仕事のストレスが重なり、不安になることが多く、また、不眠の症状が強くなってきてしまいました。そのため、同じお医者様に2度目の休職をすすめられて、3ヵ月ほど休んで先月、復職しました。

　復職してから1ヵ月ほどたちますが、なんとか出社できています。

　結局うつ病が再発してしまうのは、私の性格的傾向（内向的で、イヤということがいえずに仕事が増える）や、仕事の適性などが問題となっているのだと思います。休職中に、性格を直すのには、カウンセリングが有効だと本で読みました。まだ私のかかっているお医者様には相談してはいません。また、早く治るのならば薬も新しいものを試したいと思っています。

　この何年もずっと同じお医者様にかかっているので、私の病気について他の先生にもお話を聞きたいと思ってまず山本先生にメールしました。また、実際に他の先生にも診断してもらったほうがよいでしょうか。あと、カウンセリングを受けたいと思うのですがどのようなところがよいでしょうか？

回答メール①

○月6日　AM7：49

　メール拝見しました。実際に診ていないので、正確なことはいえませんが、ご質問の趣旨はわかりました。

　まず、あなたの病気についてですが、このメールだけからでは診断することはできません。しかし、専門医の主治医の先生がうつ病だと診断されているのですから、基本的にはそれを信じることがよいと思います。

　また、他の先生に診てもらいたいということですが、基本的には、一人の先生に診てもらった方がよいと思います。もし、別の先生に診てもらいたいなら、今まで診てもらっている先生にきちんとお話して、その先生から紹介状を書いてもらい、別の先生のところに移ることが普通です。

　カウンセリングについては、主治医の先生にまず相談してみてください。あなたのように何とかしたいと自分で思っているとうまくいくことが多いのですが、必要

かどうかはケースバイケースです。なお、治療を受けているときは、主治医の許可がなければカウンセリングが受けられないこともあります。また、カウンセリングを受けたからといって完治するわけではないことも覚えておいてください。

薬についても同様です。薬を変えたらよくなるというものでもありません。主治医の先生は、今のあなたの症状を診て一番良いと思われる薬を処方されています。

基本的なことですが、きちんと主治医の先生に診察の際に、不安や疑問を相談することが大切です。早くよくなりたいという気持ちはとてもよくわかります。そのためにも、先生ときちんとお話しすることが早くよくなるための一番よい方法だと考えて、お話してみてください。

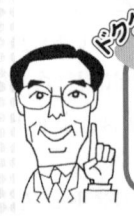

ドクター山本の対応のポイント

- メール相談はあくまでも相談、診療や診断はできません
- 治療に関する不安や疑問は主治医に相談を

解説と対策

セカンドオピニオンをメール相談に求めるケース、または、セカンドオピニオンを受けた方がよいかという相談ケースなど、セカンドオピニオンに関する相談も多く寄せられます。

心療内科の医師が行っているメール相談であるため、こうした相談が寄せられるものと思われますが、まず、このメール相談にセカンドオピニオンを求めるケースについては、あくまでメール相談は相談であり、診療や診断はできないということをはっきり相談者に説明することにしています。

また、セカンドオピニオンの必要性を問う相談については、基本的には今の主治医との関係性を大事にするように答えています。主治医に聞きたいことが聞けずに不安、不満が募りセカンドオピニオンを求めているケースが多いため、まずは、主治医に今の気持ちや疑問を正直に話しをすることが大切だと考えています。そのようにして主治医との信頼関係を築くことが、早期の治癒につながります。それでも、納得がいかない場合は、セカンドオピニオンを考えるのもよいと思います。

その他、服薬やカウンセリングについても基本的に主治医の意見を聞くことを勧めます。

カウンセリングについては、カウンセリングを受けることで、病状や状態にさまざまな影響を与える可能性があります。したがって、治療を受けている場合は、基本的に主治医の許可が必要になるケースが多いでしょう。カウンセリングだけ、他の機関で受けたいと考えても、実際には受けられない場合もあることを知っておく必要があるでしょう。

2-7 その他の事例

事例3 パワーハラスメントを受けて調子が悪くなっている事例

（相談者：男性　30代　会社員）
メールタイトル：「上司との関係について」

相談メール①

○月10日　PM6：00

　出版関係の仕事をしていますが、直属の上司との関係がうまくいかず悩んでいます。数ヵ月前にある事情で、部内中に響き渡るような声で怒鳴られたことから、上司と顔を合わすことが苦痛で、会社へも行きたくなくなっています。

　問題の上司は、すべてのことを自分が把握していないと気がすまず、私に対してもすべてを報告するようにいいます。報告する必要のないことを取り上げて、「何でも俺に報告しろ。それが部下というものだ」と目を血走らせていわれたこともあります。それから、1ヵ月ほどは、ばかばかしいと思いながらどんな小さなことでも報告をしましたが、ほとんど口も聞いてもらえませんでした。

　ある接待の場では、携帯が鳴っていることに気がつかなかったら、しつこく電話をくり返したうえに、接待の店にまで電話をしてきて呼び出されました。電話に気が付かなかったことについては確かに私が悪いのですが、電話口で何十分も怒鳴り散らされました。結局、上司の用事も大したものではなく、お客さんを待たせることにもなってしまい散々でした。

　現在は会社に行くのもいやですが、精神科に通って、薬を飲んで出勤しています。しかし、勤務時間中に胸が苦しくなることもあります。夜寝るときは明日が来なければ楽なのにと思うこともあります。いっそのこと、死にたいと思うときもあります。

　部長には、異動についても考えてもらうように話をしたのですが、実現はなかなか難しいような気配です。この状況がいつまで続くのかと思うと気がおかしくなりそうです。会社を休職することを考えていますが、それなりのリスクはありますし、休んだ後戻るところは同じですから、結局、同じ上司の下で業務をすることになります。精神科の先生には産業医に相談すべきだといわれましたが、まずはいろいろなところへ聞いてみようと思い、メールさせていただきました。何かよいアドバイスがあればお願いします。

　ちなみに、私の前任の人も同じ扱いを受けていたそうです。

回答メール①

○月11日　AM6：33

　メール拝見しました。おつらいご様子、伝わってきます。現在、精神科の先生に診てもらい薬をもらっているということですので、治療的な面についてはその先生に相談するとして、その問題の上司との関係についてアドバイスいたします。

　あくまでもあなたのメールから感じた印象ですが、あなたの上司は、理不尽でひどい上司だと思います。ぜひ、異動をはじめとして、その上司の下から離れられるような方法をいろいろな人に相談してみてください。その一番の要となるのが、産業医です。

　また、あなた自身が、自信をもってその上司と対面することも有効です。上司の

中には、弱気になっている部下を見ると威圧的になる人がいます。あなたの上司もそんな人間なのかもしれません。そういう人は、目上に対してだけよい態度をとるものです。ですから、あなたが正しいと思うことならば、堂々とその上司に向き合って正論を発してください。逃げているといつも追ってくる感じがしますが、いったん、正面を向いて対峙すると、そのような上司はおじけづいてしまうことが多いのです。もっとも今までと違う行動をするには勇気がいりますし、リスクもありますので産業医や人事部の担当者に今のつらい状態をお話して、早めに異動させてもらうことが現実的かもしれません。

どうしてもそれが無理で、あなたが死にたいほどつらい状況に追いやられているのなら、ぜひ、主治医にお話して休むことも検討してください。一度しかない人生です。

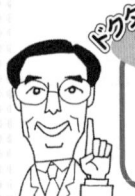

ドクター山本の対応のポイント
- 産業医に相談して、人事異動も含めた然るべき対処を
- 死にたいほどつらかったら休職をして問題から離れる

解説と対策

パワーハラスメントが疑われる事例です。ハラスメント（嫌がらせ）に関するメール相談は数多く寄せられていますが、特にパワーハラスメント（上司からの嫌がらせ）や職場いじめの問題が多くなってきています。中には事実関係がはっきりしていて、ほぼパワーハラスメントに相当するといってもよい事例もあれば、本人がパワーハラスメントだと訴えているものの、被害内容についてはあまり明らかになっておらずパワーハラスメントと判断できるものかどうか曖昧な事例もあります。

ハラスメント系のメール相談の対応のポイントは、事実がどうあれ、本人のつらさへ共感をすることです。次に、ハラスメントに立ち向かうためのサポート、つまりハラスメントを"ストレス要因"として捉え、その対処方法を示すことでしょう。

もし、実際にハラスメントが起きていると考えられる場合は、環境（職場）を変えること、例えば、人事異動願いを出したり、退職することも一つの手段です。しかし、もし、本人が被害的に捉えている場合は、環境を変えることを安易に提案することは控えたほうがよいかもしれません。

この相談者の場合は、直属の上司から、執拗に報告を迫られたり、報告をしても口をろくに聞いてもらえない、あるいは接待の場で携帯電話が鳴っているのに気が付かなかったことに何十分も怒鳴り散らされるなど、第三者から見ても理不尽な言動や行動が見られます。

また、相談者は上司に対する強いストレスを感じてはいますが、会社側は異動について消極的であることから、自殺をほのめかすような文面も見られます。

相談者は異動について改善されないような気配だといっていますが、やはり異動も含めて職場側による環境調整がもっとも有効な手立てとして考えられます。それがすぐに

は無理なようであれば、一時休職することで身体と心を休め、問題から少し離れることも必要になるでしょう。また、診断書が提出されることで会社側の認識を変えさせ、事態の深刻さを知らせることができるかもしれません。

　いずれにせよ、このままの状態では相談者の生命の危険があるということを会社側が知ることが必要になると思われます。

　なお、相談者についてですが、強く主張することができない人であり、逆に強くいわれると不満やストレスを溜めながらも何もいえなくなってしまう人物である可能性もあります。

　そこで、時には堂々と正面から問題と向きあうことが大事ということを考えられる一つのアドバイスとして付け加えておきました。

事例4 仕事探しに苦労する無職の男性の事例

(相談者：男性　40代　無職)
メールタイトル：「仕事がなかなか見つかりません」

相談メール①

○月23日　PM1：33

　私は40代の男性です。仕事を探しています。3ヵ月ほど前に、10年間アルバイトをしていた大型スーパーが店舗縮小を行うとのことで、私が勤務していた店舗も閉店対象になってしまいました。アルバイトでも何人かは他の店舗に移れることができたのですが、結局、私は希望したのにもかかわらず残れませんでした。アルバイトとはいえ10年間も働いてきたのに、正直、店を恨む気持ちもなかったとはいえませんがどうにもなりませんでした。

　それからハローワークに通って仕事を探していますが、3ヵ月経つ今でもなかなか仕事が見つかりません。私は40代半ばですし、人にいえるような資格もなく、自慢できるような特技もありません。それでも頑張って仕事探しをしていますが、最近は段々疲れてきてしまって、気力がなかなか出ません。毎日することがなく、お金もないので家に閉じこもりがちです。実家は近いので、食べることには困ってはいません。でも、無職の40男には友達もおらず、本当に気分的にも滅入ってしまいます。

　最近、不安で眠れなくなることもあり、テレビをつけっぱなしにしていると、結局だらだらと朝までテレビを見てしまい、昼夜逆転の生活になりつつあります。

　先生、私はどうしたらよいでしょうか。喝を入れてください。

回答メール①

○月23日　PM10：44

　メール拝見しました。おつらい状況、伝わってきます。現在、ハローワークに通っていらっしゃるということですね。求職活動を頑張っていらっしゃる状況も伝わってきました。確かに今の状況はとても大変ですが、ぜひ、あきらめずにハローワーク通いを続けてください。家に閉じこもっていては、気持ちも暗くなってしまいますし、仕事も見つかりません。

　また、生活リズムが乱れがちとのことですが、出勤していた時と同様の時間に毎朝起きることが大切です。いつからでも働けるように自分自身のコンディションを整えておくことも働く人の務めです。空いている時間は、歩いたりして身体を動かし、体力をつけておくことも必要です。

　あせらず、あきらめず、おこたらずの精神で、求職活動を頑張ってください。気持ちが落ち込んだり、疲れてしまったときは、いつでもまたメールをください。

相談メール②

○月25日　PM11：33

　先生メールありがとうございました。昨日も今日もハローワークに行きました。でも、やはり仕事は見つかりませんでした。こういうご時世ですから仕方ないと思いますが、こうも仕事が見つからないと絶望的な気持ちになります。

　ただ、とりあえず朝、早く起きるようにはしました。親からも見放されており、もう何もいってくれないのでこうしたアドバイスをもらえることは助かります。明日も早く起きるために、今日はもう寝ようと思います。おやすみなさい。また、メールさせてください。

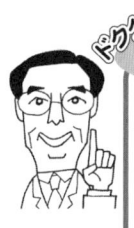

ドクター山本の対応のポイント

- つらさを一緒にうけとめ「つながり続ける」こと
- 精神的サポートを
- あせらず、あきらめず、おこたらずの精神で求職活動を
- メール相談を心の支えに

解説と対策

　求職活動中の男性からの相談事例です。最近、この相談者のように、働きたいのに仕事がない、ハローワークに通い続けているがなかなか仕事がみつからない、何社面接を受けても落とされてしまうといった相談が非常に多くあります。求職期間が長引けば、精神的、金銭的などさまざまな面で問題が生じ、ストレス状態に陥る可能性もあるため注意が必要です。中には追い詰められて、うつ状態に陥っているようなケースもあります。その場合には、まず医療機関への受診を勧め、もし病気であるならば、まず病気を治してから求職活動を行うように返信します。そこまでに至らず、この相談者のようにメール相談にサポートを求めているような場合には、つらさを一緒に受け止めることが役割であると考え、「家に閉じこもっていては、暗いことばかり考えてしまいますよ。毎日でもハローワークに出かけましょう。そして、私に毎日メールをください」と書き送り続けます。

　一見、医療的な回答には思えませんが、このように真摯に"つながり続ける"ことも自殺防止をはじめ予防医療として大きな意義があると考えています。

　なお、この相談者の場合もそうですが、相談を寄せてくる求職者は、家族のサポートが欠如していることが多く見られます。したがって、精神的なサポーターになるように心がけています。

3章 相談先一覧など

主な事業場外資源の連絡先

●勤労者メール相談

mental-tel@yokohamah.rofuku.go.jp

●勤労者こころの電話相談

施設名	TEL	施設名	TEL
釧路労災病院 ※1	0154-21-5797	大阪労災病院	072-251-9556
東北労災病院	022-275-5556	関西労災病院	06-6414-6556
福島労災病院	0246-45-1756	神戸労災病院	078-231-5660
東京労災病院	03-3742-7556	山陰労災病院	0859-35-3080
関東労災病院	044-434-7556	岡山労災病院	086-265-2556
横浜労災病院 ※2	045-470-6185	中国労災病院	0823-72-1252
富山労災病院	0765-22-1009	山口労災病院	0836-84-8556
浜松労災病院 ※3	053-466-7867	香川労災病院	0877-24-6556
中部労災病院	052-659-6556	九州労災病院 ※4	093-475-9626
長崎労災病院	0956-49-7999		

※1 釧路労災病院 受付は火曜日〜木曜日。(祝日休み)
※2 横浜労災病院 受付は年中無休。
※3 浜松労災病院 受付は月・水・金曜日。(祝日休み)
※4 九州労災病院 受付は月・水・金曜日の午前10時から午後6時まで。土曜日のみ午前10時から午後4時まで。(祝日休み)

●独立行政法人労働者健康福祉機構

http://www.rofuku.go.jp/

●労災病院（勤労者メンタルヘルスセンター）

施設名	勤労者メンタルヘルスセンター	住所	TEL
北海道中央労災病院		〒068-0004 北海道岩見沢市4条東16-5	0126-22-1300
北海道中央労災病院せき損センター		〒072-0015 北海道美唄市東4条南1-3-1	0126-63-2151
釧路労災病院	○	〒085-8533 北海道釧路市中園町13-23	0154-22-7191
青森労災病院	○	〒031-8551 青森県八戸市白銀町字南ケ丘1	0178-33-1551
東北労災病院	○	〒981-8563 宮城県仙台市青葉区台原4-3-21	022-275-1111
秋田労災病院		〒018-5604 秋田県大館市軽井沢字下岱30	0186-52-3131
福島労災病院	○	〒973-8403 福島県いわき市内郷綴町沼尻3	0246-26-1111
鹿島労災病院	○	〒314-0343 茨城県神栖市土合本町1-9108-2	0479-48-4111
千葉労災病院		〒290-0003 千葉県市原市辰巳台東2-16	0436-74-1111
東京労災病院		〒143-0013 東京都大田区大森南4-13-21	03-3742-7301
関東労災病院	○	〒211-8510 神奈川県川崎市中原区木月住吉町1-1	044-411-3131
横浜労災病院	○	〒222-0036 神奈川県横浜市港北区小机町3211	045-474-8111
燕労災病院		〒959-1228 新潟県燕市佐渡633	0256-64-5111
新潟労災病院		〒942-8502 新潟県上越市東雲町1-7-12	025-543-3123
富山労災病院		〒937-0042 富山県魚津市六郎丸992	0765-22-1280
浜松労災病院		〒430-8525 静岡県浜松市東区将監町25	053-462-1211
中部労災病院	○	〒455-8530 愛知県名古屋市港区港明1-10-6	052-652-5511
旭労災病院		〒488-8585 愛知県尾張旭市平子町北61	0561-54-3131
大阪労災病院		〒591-8025 大阪府堺市北区長曽根町1179-3	072-252-3561
関西労災病院	○	〒660-8511 兵庫県尼崎市稲葉荘3-1-69	06-6416-1221
神戸労災病院		〒651-0053 兵庫県神戸市中央区籠池通4-1-23	078-231-5901
和歌山労災病院		〒640-8505 和歌山県和歌山市木ノ本93-1	073-451-3181
山陰労災病院	○	〒683-8605 鳥取県米子市皆生新田1-8-1	0859-33-8181
岡山労災病院		〒702-8055 岡山県岡山市南区築港緑町1-10-25	086-262-0131

3 相談先一覧など

中国労災病院	○	〒737-0193 広島県呉市広多賀谷 1-5-1	0823-72-7171
山口労災病院	○	〒756-0095 山口県山陽小野田市大字小野田 1315-4	0836-83-2881
香川労災病院	○	〒763-8502 香川県丸亀市城東町 3-3-1	0877-23-3111
愛媛労災病院		〒792-8550 愛媛県新居浜市南小松原町 13-27	0897-33-6191
九州労災病院	○	〒800-0229 福岡県北九州市小倉南区曽根北町 1-1	093-471-1121
九州労災病院 門司メディカルセンター		〒801-8502 福岡県北九州市門司区東港町 3-1	093-331-3461
長崎労災病院		〒857-0134 長崎県佐世保市瀬戸越 2-12-5	0956-49-2191
熊本労災病院		〒866-8533 熊本県八代市竹原町 1670	0965-33-4151
吉備高原医療 リハビリテーションセンター		〒716-1241 岡山県加賀郡吉備中央町吉川 7511	0866-56-7141
総合せき損センター		〒820-8508 福岡県飯塚市伊岐須 550-4	0948-24-7500

●産業保健推進センター

センター名	住所	TEL
北海道産業保健推進センター	〒060-0001 北海道札幌市中央区北1条西7丁目 プレスト1・7ビル 2F	011-242-7701
青森産業保健推進センター	〒030-0862 青森県青森市古川 2-20-3　朝日生命青森ビル 8F	017-731-3661
岩手産業保健推進センター	〒020-0045 岩手県盛岡市盛岡駅西通 2-9-1　マリオス 14F	019-621-5366
宮城産業保健推進センター	〒980-6015 宮城県仙台市青葉区中央 4-6-1 住友生命仙台中央ビル 15F	022-267-4229
秋田産業保健推進連絡事務所	〒010-0874 秋田県秋田市千秋久保田町 6-6 秋田県総合保健センター 4F	018-884-7771
山形産業保健推進センター	〒990-0047 山形県山形市旅篭町 3-1-4　食糧会館 4F	023-624-5188
福島産業保健推進センター	〒960-8031 福島県福島市栄町 6-6　NBFユニックスビル 10F	024-526-0526
茨城産業保健推進センター	〒310-0021 茨城県水戸市南町 3-4-10　住友生命水戸ビル 8F	029-300-1221
栃木産業保健推進センター	〒320-0811 栃木県宇都宮市大通り 1-4-24　住友生命宇都宮ビル 4F	028-643-0685
群馬産業保健推進センター	〒371-0022 群馬県前橋市千代田町 1-7-4 群馬メディカルセンタービル 2F	027-233-0026
埼玉産業保健推進センター	〒330-0063 埼玉県さいたま市浦和区高砂 2-2-3 さいたま浦和ビルディング 6F	048-829-2661
千葉産業保健推進センター	〒260-0013 千葉県千葉市中央区中央 3-3-8　日本生命千葉中央ビル 8F	043-202-3639
東京産業保健推進センター	〒102-0075 東京都千代田区三番町 6-14　日本生命三番町ビル 3F	03-5211-4480
神奈川産業保健推進センター	〒221-0835 神奈川県横浜市神奈川区鶴屋町 3-29-1　第6安田ビル 3F	045-410-1160
新潟産業保健推進センター	〒951-8055 新潟県新潟市中央区礎町通二ノ町 2077 朝日生命新潟万代橋ビル 6F	025-227-4411
富山産業保健推進センター	〒930-0856 富山県富山市牛島新町 5-5 インテックビル（タワー 111-4F）	076-444-6866
石川産業保健推進センター	〒920-0031 石川県金沢市広岡 3-1-1　金沢パークビル 9F	076-265-3888
福井産業保健推進連絡事務所	〒910-0006 福井県福井市中央 1-3-1　加藤ビル 7F	0776-27-6395
山梨産業保健推進連絡事務所	〒400-0031 山梨県甲府市丸の内 2-32-11　山梨県医師会館 4F	055-220-7020
長野産業保健推進センター	〒380-0936 長野県長野市岡田町 215-1　日本生命長野ビル 4F	026-225-8533
岐阜産業保健推進センター	〒500-8844 岐阜県岐阜市吉野町 6-16　大同生命・廣瀬ビル 11F	058-263-2311
静岡産業保健推進センター	〒420-0034 静岡県静岡市葵区常磐町 2-13-1 住友生命静岡常磐町ビル 9F	054-205-0111
愛知産業保健推進センター	〒460-0004 愛知県名古屋市中区新栄町 2-13 栄第一生命ビルディング 9F	052-950-5375
三重産業保健推進センター	〒514-0003 三重県津市桜橋 2-191-4　三重県医師会ビル 5F	059-213-0711
滋賀産業保健推進センター	〒520-0047 滋賀県大津市浜大津 1-2-22　大津商中日生ビル 8F	077-510-0770
京都産業保健推進センター	〒604-8186 京都府京都市中京区車屋町御池下ル梅屋町 361-1 アーバネックス御池ビル東館 5F	075-212-2600
大阪産業保健推進センター	〒540-0033 大阪府大阪市中央区石町 2-5-3　エル・おおさか南館 9F	06-6944-1191
兵庫産業保健推進センター	〒651-0087 兵庫県神戸市中央区御幸通 6-1-20　三宮山田東急ビル 8F	078-230-0283
奈良産業保健推進センター	〒630-8115 奈良県奈良市大宮町 1-1-32　奈良交通第3ビル 3F	0742-25-3100
和歌山産業保健推進連絡事務所	〒640-8137 和歌山県和歌山市吹上 2-1-22　和歌山県日赤会館 7F	073-421-8990
鳥取産業保健推進連絡事務所	〒680-0846 鳥取県鳥取市扇町 115-1 鳥取駅前第一生命ビルディング 6F	0857-25-3431
島根産業保健推進センター	〒690-0887 島根県松江市殿町 111　松江センチュリービル 5F	0852-59-5801

岡山産業保健推進センター	〒700-0907 岡山県岡山市北区下石井 2-1-3　岡山第一生命ビルディング 12F	086-212-1222
広島産業保健推進センター	〒730-0011 広島県広島市中区基町 11-13　広島第一生命ビル 5F	082-224-1361
山口産業保健推進センター	〒753-0051 山口県山口市旭通り 2-9-19　山口建設ビル 4F	083-933-0105
徳島産業保健推進センター	〒770-0847 徳島県徳島市幸町 3-61　徳島県医師会館 3F	088-656-0330
香川産業保健推進センター	〒760-0025 香川県高松市古新町 2-3　三井住友海上高松ビル 4F	087-826-3850
愛媛産業保健推進センター	〒790-0011 愛媛県松山市千舟町 4-5-4　松山千舟 454 ビル 2F	089-915-1911
高知産業保健推進センター	〒780-0870 高知県高知市本町 4-1-8　高知フコク生命ビル 7F	088-826-6155
福岡産業保健推進センター	〒812-0016 福岡県福岡市博多区博多駅南 2-9-30　福岡県メディカルセンタービル 1F	092-414-5264
佐賀産業保健推進連絡事務所	〒840-0816 佐賀県佐賀市駅南本町 6-4　佐賀中央第一生命ビル 10F	0952-41-1888
長崎産業保健推進センター	〒852-8117 長崎県長崎市平野町 3-5　建友社ビル 3F	095-865-7797
熊本産業保健推進センター	〒860-0806 熊本県熊本市花畑町 9-24　住友生命熊本ビル 3F	096-353-5480
大分産業保健推進センター	〒870-0046 大分県大分市荷揚町 3-1　第百・みらい信金ビル 7F	097-573-8070
宮崎産業保健推進センター	〒880-0806 宮崎県宮崎市広島 1-18-7　大同生命宮崎ビル 6F	0985-62-2511
鹿児島産業保健推進センター	〒890-0052 鹿児島県鹿児島市上之園町 25-1　中央ビル 4F	099-252-8002
沖縄産業保健推進センター	〒901-0152 沖縄県那覇市字小禄 1831-1　沖縄産業支援センター 7F	098-859-6175

●メンタルヘルス対策支援センター

都道府県	住　所	TEL
北海道	〒060-0001 北海道札幌市中央区北 4 条西 7-1-5　札幌ホワイトビル 3F	（代表）011-209-1770　（相談）011-209-1810
青　森	〒030-0862 青森県青森市古川 2-20-3　朝日生命青森ビル 8F	017-731-3682
岩　手	〒020-0045 岩手県盛岡市盛岡駅西通 2-9-1　マリオス 14F	019-652-1466
宮　城	〒980-6015 宮城県仙台市青葉区中央 4-6-1　住友生命仙台中央ビル 15F	022-267-4671
秋　田	〒010-0874 秋田県秋田市千秋久保田町 6-6　秋田県総合保健センター 4F	018-836-3967
山　形	〒990-0047 山形県山形市旅篭町 3-1-4　食糧会館 4F	023-674-0770
福　島	〒960-8031 福島県福島市栄町 6-6　NBF ユニックスビル 10F	024-529-6150
茨　城	〒310-0021 茨城県水戸市南町 3-4-10　住友生命水戸ビル 8F	029-300-6030
栃　木	〒320-0811 栃木県宇都宮市大通り 1-4-24　住友生命宇都宮ビル 4F	028-650-2295
群　馬	〒371-0022 群馬県前橋市千代田町 1-7-4　群馬メディカルセンタービル 2F	027-289-3110
埼　玉	〒330-0063 埼玉県さいたま市浦和区高砂 2-2-3　さいたま浦和ビルディング 6F	048-815-5777
千　葉	〒260-0013 千葉県千葉市中央区中央 3-3-8　日本生命千葉中央ビル 8F	043-202-3640
東　京	〒102-0075 東京都千代田区三番町 6-14　日本生命三番町ビル 3F	03-5211-4483
神奈川	〒221-0835 神奈川県横浜市神奈川区鶴屋町 3-29-1　第 6 安田ビル 3F	045-410-4761
新　潟	〒951-8055 新潟県新潟市中央区礎町通二ノ町 2077　朝日生命新潟万代橋ビル 6F	025-201-9121
富　山	〒930-0856 富山県富山市牛島新町 5-5　インテックビル（タワー 111-4F）	076-441-6671
石　川	〒920-0031 石川県金沢市広岡 3-1-1　金沢パークビル 9F	076-265-3886
福　井	〒910-0006 福井県福井市中央 1-3-1　加藤ビル 7F	0776-27-6417
山　梨	〒400-0031 山梨県甲府市丸の内 2-32-11　山梨県医師会館 4F	055-220-7040
長　野	〒380-0936 長野県長野市岡田町 215-1　日本生命長野ビル 4F	026-223-0410
岐　阜	〒500-8844 岐阜県岐阜市吉野町 6-16　大同生命・廣瀬ビル 11F	058-264-0562
静　岡	〒420-0034 静岡県静岡市葵区常磐町 2-13-1　住友生命静岡常磐町ビル 9F	054-260-5800
愛　知	〒460-0004 愛知県名古屋市中区新栄町 2-13　栄第一生命ビルディング 9F	052-973-0040
三　重	〒514-0003 三重県津市桜橋 2-191-4　三重県医師会ビル 5F	059-213-6388
滋　賀	〒520-0047 滋賀県大津市浜大津 1-2-22　大津商中日生ビル 8F	077-526-8282
京　都	〒604-8186 京都府京都市中京区車屋御池下ル梅屋町 361-1　アーバネックス御池ビル東館 5F	075-212-7789
大　阪	〒540-0033 大阪府大阪市中央区石町 2-5-3　エル・おおさか南館 9F	06-6944-0971
兵　庫	〒651-0087 兵庫県神戸市中央区御幸通 6-1-20　三宮山田東急ビル 8F	078-221-1595
奈　良	〒630-8115 奈良県奈良市大宮町 1-1-32　奈良交通第 3 ビル 3F	0742-25-3103
和歌山	〒640-8137 和歌山県和歌山市吹上 2-1-22　和歌山県日赤会館 7F	073-488-7310
鳥　取	〒680-0846 鳥取県鳥取市扇町 115-1　鳥取駅前第一生命ビルディング 6F	0857-20-2039
島　根	〒690-0887 島根県松江市殿町 111　松江センチュリービル 5F	0852-59-5804
岡　山	〒700-0907 岡山県岡山市北区下石井 2-1-3　岡山第一生命ビルディング 12F	086-212-1266
広　島	〒730-0011 広島県広島市中区基町 11-13　広島第一生命ビル 5F	082-223-6617

3 相談先一覧など

山　口	〒 753-0051 山口県山口市旭通り 2-9-19　山口建設ビル 4F	083-941-5477
徳　島	〒 770-0847 徳島県徳島市幸町 3-61　徳島県医師会館 3F	088-656-3016
香　川	〒 760-0025 香川県高松市古新町 2-3　三井住友海上高松ビル 4F	087-813-0230
愛　媛	〒 790-0011 愛媛県松山市千舟町 4-5-4　松山千舟 454 ビル 2F	089-915-1710
高　知	〒 780-0870 高知県高知市本町 4-1-8　高知フコク生命ビル 7F	088-855-3061
福　岡	〒 812-0016 福岡県福岡市博多区博多駅南 2-9-30 福岡県メディカルセンタービル 1F	092-986-4621
佐　賀	〒 840-0816 佐賀県佐賀市駅南本町 6-4　佐賀中央第一生命ビル 10F	0952-22-7745
長　崎	〒 852-8117 長崎県長崎市平野町 3-5　建友社ビル 3F	095-848-1150
熊　本	〒 860-0806 熊本県熊本市花畑町 9-24　住友生命熊本ビル 3F	096-359-9570
大　分	〒 870-0046 大分県大分市荷揚町 3-1　第百・みらい信金ビル 7F	097-533-8300
宮　崎	〒 880-0806 宮崎県宮崎市広島 1-18-7　大同生命宮崎ビル 6F	0985-22-7626
鹿児島	〒 890-0052 鹿児島県鹿児島市上之園町 25-1　中央ビル 4F	099-802-1695
沖　縄	〒 901-0152 沖縄県那覇市字小禄 1831-1　沖縄産業支援センター 7F	098-859-3648

● 精神保健福祉センター

センター名	住　所	TEL
北海道立精神保健福祉センター	〒 003-0027 北海道札幌市白石区本通 16 丁目北 6-34	011-864-7121
札幌こころのセンター （札幌市精神保健福祉センター）	〒 060-0042 北海道札幌市中央区大通西 19 丁目　WEST19　4F	011-622-0556
青森県立精神保健福祉センター	〒 038-0031 青森県青森市大字三内字沢部 353-92	017-787-3951
岩手県精神保健福祉センター	〒 020-0015 岩手県盛岡市本町通 3-19-1	019-629-9617
宮城県精神保健福祉センター	〒 989-6117 宮城県大崎市古川旭 5-7-20	0229-23-0021
仙台市精神保健福祉総合センター	〒 980-0845 宮城県仙台市青葉区荒巻字三居沢 1-6	022-265-2191
秋田県精神保健福祉センター	〒 010-0001 秋田県秋田市中通 2-1-51　明徳館ビル 1F	018-831-3946
山形県精神保健福祉センター	〒 990-0021 山形県山形市小白川町 2-3-30	023-624-1217
福島県精神保健福祉センター	〒 960-8012 福島県福島市御山町 8-30	024-535-3556
関東・甲信越ブロック		
茨城県精神保健福祉センター	〒 310-0852 茨城県水戸市笠原町 993-2	029-243-2870
栃木県精神保健福祉センター	〒 329-1104 栃木県宇都宮市下岡本町 2145-13	028-673-8785
群馬県こころの健康センター	〒 379-2166 群馬県前橋市野中町 368	027-263-1166
埼玉県立精神保健福祉センター	〒 362-0806 埼玉県北足立郡伊奈町小室 818-2	048-723-1111
さいたま市こころの健康センター	〒 338-0003 埼玉県さいたま市中央区本町東 4-4-3	048-851-5665
千葉県精神保健福祉センター	〒 260-0801 千葉県千葉市中央区仁戸名町 666-2	043-263-3891
千葉市こころの健康センター	〒 261-0003 千葉県千葉市美浜区高浜 2-1-16	043-204-1582
東京都立精神保健福祉センター	〒 110-0004 東京都台東区下谷 1-1-3	03-3842-0948
東京都立中部総合精神保健福祉センター	〒 156-0057 東京都世田谷区上北沢 2-1-7	03-3302-7575
東京都立多摩総合精神保健福祉センター	〒 206-0036 東京都多摩市中沢 2-1-3	042-376-1111
川崎市精神保健福祉センター	〒 210-0004 神奈川県川崎市川崎区宮本町 2-32 JA セレサみなみビル 4F	044-200-3195
神奈川県精神保健福祉センター	〒 233-0006 神奈川県横浜市港南区芹が谷 2-5-2	045-821-8822
横浜市こころの健康相談センター	〒 222-0035 神奈川県横浜市港北区鳥山町 1735	045-476-5505
相模原市精神保健福祉センター	〒 252-5277 神奈川県相模原市中央区富士見 6-1-1　ウェルネスさがみはら 7F　（郵便物等送付先：相模原市中央区中央 2-11-15）	042-769-9818
新潟県精神保健福祉センター	〒 950-0994 新潟県新潟市中央区上所 2-2-3	025-280-0111
新潟市こころの健康センター	〒 951-8133 新潟県新潟市中央区川岸町 1-57-1	025-232-5560
山梨県立精神保健福祉センター	〒 400-0005 山梨県甲府市北新 1-2-12	055-254-8644
長野県精神保健福祉センター	〒 380-0928 長野県長野市若里 7-1-7	026-227-1810
中部・近畿ブロック		
岐阜県精神保健福祉センター	〒 500-8385 岐阜県岐阜市下奈良 2-2-1　岐阜県福祉農業会館内	058-273-1111
静岡県精神保健福祉センター （静岡県こども家庭相談センター精神保健福祉部）	〒 422-8031 静岡県静岡市駿河区有明町 2-20	054-286-9245
静岡市こころの健康センター	〒 422-8006 静岡県静岡市駿河区曲金 3-1-30	054-285-0434
浜松市精神保健福祉センター	〒 430-0929 静岡県浜松市中区中央 1-12-1　県浜松総合庁舎 4F	053-457-2709
愛知県精神保健福祉センター	〒 460-0001 愛知県名古屋市中区三の丸 3-2-1 東大手庁舎 8F	052-962-5377

名古屋市精神保健福祉センター	〒453-0024 愛知県名古屋市中村区名楽町 4-7-18 中村保健所等複合施設 5F	052-483-2095
三重県こころの健康センター	〒514-8567 三重県津市桜橋 3-446-34　三重県津庁舎保健所棟 2F	059-223-5241
滋賀県立精神保健福祉センター	〒525-0072 滋賀県草津市笠山 8-4-25	077-567-5010
富山県心の健康センター	〒939-8222 富山県富山市蜷川 459-1	076-428-1511
石川県こころの健康センター	〒920-8201 石川県金沢市鞍月東 2-6	076-238-5761
福井県精神保健福祉センター	〒910-0005 福井県福井市大手 3-7-1　繊協ビル 2F	0776-26-7100
京都府精神保健福祉総合センター	〒612-8416 京都府京都市伏見区竹田流池町 120	075-641-1810
京都市こころの健康増進センター	〒604-8845 京都府京都市中京区壬生東高田町 1-15	075-314-0355
大阪府こころの健康総合センター	〒558-0056 大阪府大阪市住吉区万代東 3-1-46	06-6691-2811
大阪市こころの健康センター	〒534-0027 大阪府大阪市都島区中野町 5-15-21 都島センタービル 3F	06-6922-8520
堺市こころの健康センター	〒591-8021 大阪府堺市北区新金岡町 5-1-4　北区役所 5F	072-258-6646
兵庫県立精神保健福祉センター	〒651-0073 兵庫県神戸市中央区脇浜海岸通 1-3-2	078-252-4980
神戸市こころの健康センター	〒652-0897 兵庫県神戸市兵庫区駅南通 5-1-2-300	078-672-6500
奈良県精神保健福祉センター	〒633-0062 奈良県桜井市粟殿 1000　奈良県桜井総合庁舎内	0744-43-3131
和歌山県精神保健福祉センター	〒640-8319 和歌山県和歌山市手平 2-1-2 県民交流プラザ和歌山ビッグ愛 2F	073-435-5194
中国・四国ブロック		
鳥取県立精神保健福祉センター	〒680-0901 鳥取県鳥取市江津 318-1	0857-21-3031
島根県立心と体の相談センター	〒690-0011 島根県松江市東津田町 1741-3　いきいきプラザ島根 2F	0852-32-5905
岡山県精神保健福祉センター	〒703-8278 岡山県岡山市古京町 1-1-10-101	086-272-8839
岡山市こころの健康センター	〒700-8546 岡山県岡山市北区鹿田町 1-1-1	086-803-1273
広島県立総合精神保健福祉センター	〒731-4311 広島県安芸郡坂町北新地 2-3-77	082-884-1051
広島市精神保健福祉センター	〒730-0043 広島県広島市中区富士見町 11-27	082-245-7731
山口県精神保健福祉センター	〒747-0801 山口県防府市駅南町 13-40　山口県防府総合庁舎内	0835-27-3480
徳島県精神保健福祉センター	〒770-0855 徳島県徳島市新蔵町 3-80	088-625-0610
香川県精神保健福祉センター	〒760-0068 香川県高松市松島町 1-17-28　香川県高松合同庁舎	087-804-5565
愛媛県心と体の健康センター	〒790-0811 愛媛県松山市本町 7-2 愛媛県総合保健福祉センター 3F	089-911-3880
高知県立精神保健福祉センター	〒780-0850 高知県高知市丸ノ内 2-4-1　保健衛生総合庁舎 2F	088-821-4966
九州ブロック		
福岡県精神保健福祉センター	〒816-0804 福岡県春日市原町 3-1-7	092-582-7500
北九州市立精神保健福祉センター	〒802-8560 福岡県北九州市小倉北区馬借 1-7-1	093-522-8729
福岡市精神保健福祉センター	〒810-0073 福岡県福岡市中央区舞鶴 2-5-1　あいれふ 6F	092-737-8825
佐賀県精神保健福祉センター	〒845-0001 佐賀県小城市小城町 178-9	0952-73-5060
長崎県 長崎こども・女性・障害者支援センター	〒852-8114 長崎県長崎市橋口町 10-22	095-844-5132
熊本県精神保健福祉センター	〒860-0844 熊本県熊本市月出 3-1-120	096-386-1166
大分県精神保健福祉センター	〒870-1155 大分県大分市大字玉沢字平石 908	097-541-5276
宮崎県精神保健福祉センター	〒880-0032 宮崎県宮崎市霧島 1-1-2 宮崎県総合保健福祉センター 4F	0985-27-5663
鹿児島県精神保健福祉センター	〒890-0065 鹿児島県鹿児島市郡元 3-3-5	099-255-0617
沖縄県立総合精神保健福祉センター	〒901-1104 沖縄県南風原町字宮平 212-3	098-888-1443

●こころの耳

働く人のメンタルヘルス・ポータルサイト　http://kokoro.mhlw.go.jp/

著者

山本　晴義（やまもと　はるよし）

(独)労働者健康福祉機構　横浜労災病院　勤労者メンタルヘルスセンター長。
1948年東京生まれ。72年東北大学医学部卒。医学博士。91年横浜労災病院心療内科部長、2001年より現職。神奈川産業保健推進センター相談員。文京学院大学・神奈川県立保健福祉大学非常勤講師を兼任。
日本医師会認定産業医、日本産業ストレス学会理事、日本産業精神保健学会評議員、日本精神神経学会認定専門医、日本内科学会認定医、日本心療内科学会専門医、シニア産業カウンセラー、厚生労働省ポータルサイト「こころの耳」委員として活動。
著書に、「メンタルヘルス対策の本」（労務行政）、「ストレス一日決算主義」（NHK出版）、「働く人のメンタルヘルス教室」（新興医学出版社）、など。

● 執筆協力

曽田　紀子
(独)労働者健康福祉機構　横浜労災病院　勤労者メンタルヘルスセンター
臨床心理士

冨田　惠里香
(独)労働者健康福祉機構　横浜労災病院　勤労者メンタルヘルスセンター
臨床心理士

メンタルヘルスのヒントが見える！
ドクター山本のメール相談事例集

平成23年11月30日 初版発行

著　者　山本 晴義
発行人　藤澤 直明
発行所　労働調査会
〒170-0004　東京都豊島区北大塚2-4-5
　　　　　　TEL　03-3915-6401（代表）
　　　　　　FAX　03-3918-8618
　　　　　　http://www.chosakai.co.jp/

©Haruyoshi Yamamoto
ISBN978-4-86319-213-3-C2036

落丁・乱丁はお取り替え致します。
本書の全部または一部を無断で複写複製（コピー）することは、著作権法上での例外を除き、禁じられています。